Hula dich fit & schlank

Das Hula Hoop Fitness Buch mit süchtig machenden Workouts

Mit Leichtigkeit und Spaß zur Traumfigur in Rekordzeit! Inkl. Trainingsplan, Ernährungstipps und Fitness Rezepte

INHALT

Ihr Hula-Hoop-Abenteuer beginnt hier 1

Die Entstehung eines weltweiten Trends – und das mehrmals 3

Hula-Hoop ist ein Sport für jedermann 5

Die Vorteile von Hula-Hoop als Sport 5

Für wen Hula-Hoop geeignet ist 7

Was am Hooping nerven kann und für wen Hula-Hoop nicht geeignet ist – Sicherheitstipps 8

Der richtige Reifen 10

Reifendurchmesser 10

Hula-Hoop – auch unterwegs immer fit 11

Material 11

Gewicht 12

Massagefunktion 13

Was Sie vor dem Start außerdem noch wissen müssen 14

Die richtige Kleidung und Umgebung 14

Muskelkater 15

Blaue Flecken 17

Ihr Trainingsplan inklusive Fortschrittstabelle 20

Ihr Trainingsplan 24

Ihre Fortschrittstabelle 26

Aufwärmen und Dehnen 28

Vor dem Start 32

Achten Sie auf die richtige Haltung 32

Wie Hula-Hoop funktioniert 34

Die erste Hula-Hoop-Übung 37

Den Reifen oben halten 38

Vor und zurück im Wiegeschritt 38

Seitliche Bewegung ... 39

Laufen und kreisen – die Gegendrehung oder wie Sie den Reifen auffangen ... 40

Aller Anfang ist schwer, zumindest beim Hooping ... 40

Mögliche Fehler, wenn das Hoopen nicht funktioniert ... 43

Hula-Hoop-Tricks ... 45

Im Kreis drehen ... 45

Shimmy ... 45

Richtungswechsel und Anhalten ... 45

Arm- und Schultertraining ... 46

Hand-Hooping – Training mit Händen und Armen ... 47

Fingerübungen ... 48

Beckenbodentraining ... 49

Hooping mit den Beinen – Leg-Hooping ... 49

Schulterhoop ... 50

Richtungswechsel (Break and Reverse) ... 51

Schulterhooping mit Richtungswechsel – Break and Reverse ... 52

Lasso ... 52

Sphäre ... 53

Hand-Isolation ... 53

Orbit ... 54

Vertical Fold ... 55

Horizontal Fold ... 55

Vortex ... 56

Elbow-Hooping ... 57

Wie man sich motiviert, dranzubleiben ... 58

Mit Musik geht es besser ... 60

Meine Hula-Hoop-Playlist ... 61

Fitness oder Hoop-Dance? Ein Fazit ... 62

Die spirituelle Seite des Hoopings 65
Wie lange es dauert, bis man Ziele erreicht und Ergebnisse sieht 68
Ernährung plus Bewegung – die beste Formel für eine schlanke Linie70
Einleitung – die Vorteile von Sport und Bewegung im Allgemeinen. 70
Wie viel und wann essen zum Abnehmen? 72
Bedeutet das, dass keine Diät funktioniert und wir für immer so essen müssen, wie wir es jetzt tun? 73
Gesunde Ernährung – Fragebogen für Ihren individuellen Ansatz... 76
Hintergrundwissen 78
22 + Lebensmittel für einen flachen Bauch 82
Zum Abschluss noch einige allgemeine Tipps zum Abnehmen 84
10 Tipps, mit denen Sie dauerhaft schlank bleiben 87
Runde und gesunde Rezepte zum Nachkochen 89
FRÜHSTÜCK 89
Breakfast-Bowl mit Kakao 90
Matcha-Smothie Bowl 91
Kefir- Bowl 92
Frühstücksbagels 93
Omelette-UFOs 94
Runde Spiegeleier auf Spinatkreisen 95
HAUPTGERICHTE ZUM MITTAG- ODER ABENDESSEN 96
Selbst gemachtes Sushi 97
Bowl mit Thunfisch, Mango und Edamame 98
Gebratener Tempeh mit Karottengemüse 99
Japanische Pfannkuchen – Okonomiyaki mit Spargel 100
Runder Fischsalat 101
Zucchini-Tomaten-Rondell 102
Süßkartoffel-Bowl 103
SNACKS 104

Hummus und Gemüsesticks 105
Brotring 106
Roastbeef-Kanapees 107
Auberginen-Mini-Pizza 108
Energie-Ovale 109
Hüttenkäse und Obst 110
DESSERTS 111
Schokoladige Apfelringe 112
Eiscremesandwiches aus Beeren 113
Peanutbutter-Cups 114
Sweet Bowl 115
Süße Sandwiches 116
Grießbrei mit sauren Früchten 117
Fazit 118
Begriffserklärungen 119

Ihr Hula-Hoop-Abenteuer beginnt hier

Herzlich willkommen! Mit diesem praktischen E-Book haben Sie sich für einen umfassenden Ratgeber entschieden und erfahren alles über den angesagten Fitnesstrend. Das Besondere am Hula-Hoop ist, dass es wahnsinnig Spaß macht. Sie kennen sicherlich auch noch aus der Kindheit die quietschbunten Reifen, die uns stundenlang beschäftigt haben. Ganz ohne es zu merken, trainiert man hier effektiv.

Als Kind sind andere Sachen wichtig: Sonnenschein, Freude und ein gutes Gefühl. Doch auch als Erwachsener können wir Sport und Spaß clever verbinden und so auch Fitnessmuffel motivieren. Hooping, wie der Sport mittlerweile genannt wird, ist ein uraltes Spiel, das immer wieder neu in Mode kommen wird. Mit den modernen Fitnessreifen, die in ihrer Qualität gar nichts mehr mit denen aus der Kindheit gemein haben, erreichen Sie ein effizientes Training. Regelmäßig gemacht, sorgt Hooping für einen straffen Bauch und eine starke, muskulöse Körpermitte. Außerdem ist Hula-Hoop-Training ideal, um Kalorien zu verbrennen, also als Kardiotraining perfekt.

In diesem Ratgeber erfahren Sie alles über den perfekten Hula-Hoop-Reifen und die Hooping-Szene. Sie lernen etwas über den Unterschied zwischen Fitness-Hula-Hoop und Hoop-Dance. Doch auch in dieses akrobatische Feld wagen wir uns mit den ersten Tanzübungen und großartigen Hoop-Tricks. Sie finden praktische Trainingspläne zum selbst Ausfüllen, damit Ihr Fort-schritt später nachvollziehbar ist. Auch über eine unterstützende Ernährung beim Training können Sie lesen. Sie lernen, wie Sie die schwierige Phase am Anfang durchhalten können und es schaffen, dass der Hula-Hoop-Reifen oben bleibt. Das ist zu Anfang die größte Herausforderung. Durch Hula-Hoop-Training lernen Sie also nicht nur die Freude an Bewegung wiederzuentdecken, sondern auch eisernes Durchhaltevermögen zu entwickeln, das Sie auch in anderen Lebensbereichen und auf dem Weg zu Ihren sonstigen sportlichen Zielen weiterbringen kann.

Sie sehen, ich bin begeistert von Hula-Hoop und hoffe, Sie damit ein wenig anstecken zu können. Im Nu werden auch Sie die ersten Tricks ausprobieren und, vom Hula-Fieber angesteckt, spielend leicht abnehmen.

Nun wünsche ich Ihnen viel Spaß beim Lesen und beim Entdecken der unwahrscheinlich tollen und bunten Welt des Hula-Hoop!

Die Entstehung eines weltweiten Trends – und das mehrmals

Das Spiel mit den kreisenden Reifen ist uralt. Wahrscheinlich wurden aus Gräsern und Weiden-ruten geflochtene Reifen schon 1000 v. Chr. im alten Ägypten als Spielzeug und zum Zeitvertreib genutzt. Mit kleinen Hölzern drehten die Kinder die Reifen am Boden oder in der Luft oder ließen sie, genau wie wir heute, um die Hüften kreisen. Auch im alten Griechenland spielten Kinder mit den Reifen und Erwachsene nutzten ihn zur Bewegung und Freizeit.

In England des 14. Jahrhunderts war Hooping ein beliebter Massensport. Zahlreiche ärztliche Dokumente berichteten von Unfällen, ausgerenkten Gliedern, Rückenproblemen und sogar Herzinfarkten bei Erwachsenen, die das Hooping zu extensiv betrieben hatten. Im 18. Jahrhundert etablierte sich der Name Hula-Hoop, da die Bewegungen dem hawaiianischen Tanz, dem Hula, sehr ähnlich sind. Parallel zum Massensport entwickelten die amerikanischen Ureinwohner den Native American Hoop Dance, bei dem ein Tänzer viele Reifen gleichzeitig kreisen lässt. Meist werden bei dem zeremoniellen Tanzritual Tiere und die Natur imitiert und Heilung gesucht.

In den 50er-Jahren entdeckte eine amerikanische Spielzeugfirma die Reifen, die bisher meist aus Bambus gefertigt wurden, als Möglichkeit für großen Profit. Sie begannen, bunte Reifen aus Plastik herzustellen und das Spiel groß angelegt zu vermarkten und lösten so eine neue Welle der Beliebtheit aus, die sich von den USA über die ganze Welt ausbreitete.

Nach den 80er-Jahren verebbte die weltweite Hula-Hoop-Manie langsam wieder, hielt sich je-doch in China und Russland weiterhin. So konnten die Reifen in der Akrobatik, Gymnastik und im Zirkus Einzug halten. Jedes Jahr lebt die Hooping-Subkultur beim Burning Man Festival in Nevada, USA, wieder auf, wo sich die Begeisterten treffen, zusammen hoopen und Tipps und Tricks teilen.

Hooping als inklusive Subkultur verbindet Menschen verschiedener Nationalitäten und kultureller Hintergründe in einer uralten und ästhetischen Form von Selbstausdruck, Tanz und Bewegung.

Aktuell wird das Hooping wieder mehr und mehr beliebt, vor allem als Fitnessaktivität, die man online oder in Studios lernen kann. Während der Pandemie hat Hooping nochmals vermehrt an Popularität gewonnen, da man es leicht daheim lernen kann und trotzdem einer sportlichen Aktivität nachgeht, die Spaß macht.

Hula-Hoop ist ein Sport für jedermann

DIE VORTEILE VON HULA-HOOP ALS SPORT

Der wichtigste Punkt zuerst: Hooping verbrennt eine Menge Kalorien. Im Vergleich zu anderen Sportarten können sich die Werte eindeutig sehen lassen. Während einer halben Stunde Hula-Hoop-Training werden im Durchschnitt 200 bis 300 Kalorien verbrannt. Als Vergleich: Beim Joggen sind es in einer halben Stunde ungefähr 300 Kalorien. Sie werden sehen: Beim Hula-Hooping kommt man ganz schön ins Schwitzen. Dieser Effekt lässt sich mit treibender Musik noch steigern.

Das Training hat aber noch weitere positive Auswirkungen, die den Sport so beliebt machen, denn der kreisende Reifen trainiert vor allem den Bauch. Es ist wohl der Traum von allen, die schon mal ein paar Kilo abnehmen wollten, dass man an eine ganz bestimmte, ungeliebte Körperregion verschlanken könnte. Doch das ist leider nicht möglich. Egal, wie viele Sit-ups und Crunches Sie täglich performen, der Bauch wird davon allein garantiert nicht kleiner. Ebenso helfen Squats nicht bei einem schlankeren Po. Die einzige Möglichkeit, den Bauch schlanker zu machen, ist, generell das Körpergewicht zu reduzieren. In diesem Prozess entscheidet der Kör-per selbst, wo er zuerst Fett abbaut. Alles, was wir noch zusätzlich tun können, ist den Bauch durch Muskelaufbau zu trainieren, sodass nach der Abnahme eine straffe Muskulatur zum Vor-schein kommt.

Dennoch ist Hula-Hooping das einzige gezielte Training, das dem Wunsch, eine bestimmte Region zu verschlanken, am nächsten kommt. Um den Reifen zu kontrollieren, müssen Sie die Muskeln im Bauch fest anspannen. Nach den ersten Hooping-Sessions wird Ihnen der folgende Muskelkater beweisen, dass hier trainiert worden ist, da bin ich sicher. Doch nicht nur die großen Muskelgruppen am Bauch werden trainiert, sondern auch – und das ist besonders positiv – die kleineren, tieferen Bauchmuskeln und die Muskulatur entlang der Wirbelsäule am Rücken. Somit haben wir schon mal eine großartige Möglichkeit, den

Muskel zu straffen. Übrigens wer-den auch die Beine gut gefordert, genau wie die Arme, die mindestens mal oben gehalten wer-den müssen oder bei Tricks teilweise auch Schwerstarbeit leisten.

Das zweite Element ist der oben schon erwähnte Kalorienverbrauch, der mit einer Runde Joggen zu vergleichen ist. Später stelle ich noch eine einfache Formel vor, die nach aktuellem Stand der Wissenschaft am besten geeignet ist, um langfristig abzunehmen. Ein moderates Kaloriendefizit und zusätzlich noch ein gesteigerter Kalorienverbrauch durch Sport sind ideal für nachhaltige Erfolge. Das Training für Herz und Kreislauf, das die Ausdauer steigert und noch Spaß macht, ist sicher und sehr effektiv beim Abnehmen. Alle Vorteile von Ausdauersport, wie gesteigerte Leistungsfähigkeit, positive Auswirkung auf die Blutwerte und die allgemeine Grundstimmung, verbindet Hula-Hoop mit der Straffung der Körpermitte.

Der dritte Punkt, der Hooping so herausstechen lässt, ist die rein physikalische Einwirkung des Reifens auf den Bauch, den Rücken und die Taille. Viele Testerinnen berichten davon, innerhalb eines Monats des Hula-Hoop-Trainings am Bauch abgenommen zu haben, wobei 3 cm keine Seltenheit sind. Natürlich sind Ihre persönlichen Erfolge abhängig von Ihrem Startgewicht und der individuellen Fettverteilung, dennoch ist die Einwirkung des schweren Reifens auf die Masse am Bauch hilfreich, um dort mehr abzunehmen. Wenn Sie diese äußeren Reize mit einer sinnvollen Diät verbinden, haben Sie die besten Chancen, endlich einen schlanken, straffen Bauch zu erreichen.

Für das Hooping spricht außerdem die Einfachheit des Trainings. Hula-Hoop funktioniert zu Hause, im Park, im Fitnessstudio, im Hotel, bei Freunden im Urlaub und vor allem mit der ganzen Familie. Sie benötigen nicht mehr als Ihren Reifen, etwa 2 Meter Platz in jede Richtung und vielleicht ein bisschen Musik. Es ist völlig egal, wie viel Sie wiegen, ob Sie schlank oder übergewichtig sind oder wie viel Ausdauer Sie aktuell haben. Sie müssen beim Training nicht viel be-achten und können einfach und intuitiv starten, wobei Sie ganz nach Gefühl Länge und Intensität des Trainings selbst wählen. Gleichzeitig ist die Verletzungsgefahr durch Zerrungen oder Stürze sehr gering. Hula-Hoop macht einfach Spaß und motiviert, da es sehr spielerisch ist. Sie bewegen sich mit Freude, doch bei hoher Trainingsintensität, die gezielt das ungesunde Bauchfett angeht,

Muskeln aufbaut, die Kondition steigert und die Haltung verbessert. Hula-Hoop ist aus sehr guten Gründen aktuell wieder voll im Trend!

FÜR WEN HULA-HOOP GEEIGNET IST

Im Prinzip kann und darf fast jeder Hula-Hoop ausprobieren. Das Gewicht spielt ebenso wenig eine Rolle wie das Alter. Da jeder langsam anfangen sollte, ist Hooping auch für Sportmuffel geeignet. Auch bei erhöhtem Cholesterin spricht nichts gegen das Hoopen, da es als Ausdauertraining besonders dabei hilft, die Arterien von Plaques zu befreien und die Blutwerte wieder in den Normalbereich zu bringen. Übergewicht ist ebenfalls kein Hinderungsgrund. Wenn nötig, sollten Sie sich einfach am oberen Ende der Empfehlung des Reifendurchmessers für Ihre Größe orientieren oder ein paar Zentimeter aufschlagen, um bequem Hoopen zu können. Die Ge-lenke werden beim Hula-Hoop-Training im Vergleich zum Joggen geschont, da das Hooping keine Sprünge vorsieht. Der lockere Stand mit angewinkelten Knien kann Ihre Gelenke zusätzlich zu guten Sportschuhen entlasten.

Hooping ist auch für Vielbeschäftigte und Mamis gut und spricht alle an, die Multitasking lieben. Mit Kindern macht Hooping besonders viel Spaß, wenn sie ihre eigenen Reifen haben und Sie so mit den Kleinen zusammen sportlich sein können. Wenn Ihr Kind noch klein ist, ist Hooping in den Eigenen vier Wänden praktisch, denn so ist das Baby immer im Blick. Im Gegensatz zum Joggen, das Kalorien-technisch vergleichbar ist und bei dem das Kind mitgenommen werden kann oder eine Betreuung organisiert werden muss, haben Sie es einfach und können Hooping auch zur ergänzenden Rückbildung nutzen.

Auch für diejenigen, die den ganzen Tag außer Haus sind, finde ich Hooping genial. Wieder verglichen mit Jogging, ist Hooping sicherer, denn nicht alle von uns wohnen so, dass sie abends im Dunkel ungefährdet draußen Sport machen können. Abends vor dem Fernseher brauchen Sie ab jetzt nicht mehr zu sitzen, sondern können Sport und Freizeit ideal verbinden, indem Sie Ihr sportliches Pensum absolvieren, während Ihre Lieblingsserie läuft. Ebenso beim Telefonieren oder für die Jüngeren unter uns: beim Hören von Online-Vorlesungen, natürlich ohne Kamera. Und während der Homeoffice-Zeit ist Hula-Hoop ideal, um immer mal wieder kurze Pausen ein-zulegen und diese für eine Trainingseinheit zu nutzen, ohne sich umziehen zu müssen oder tele-fonisch nicht erreichbar zu sein. Es kann also fast jeder die gesundheitlichen Vorteile und den Spaß von Hula-Hoop für sich nutzen.

WAS AM HOOPING NERVEN KANN UND FÜR WEN HULA-HOOP NICHT GEEIGNET IST – SICHERHEITSTIPPS

Es gibt bei allen positiven Punkten und den quasi universellen Möglichkeiten auch ein paar Einschränkungen beim Hooping. Um sicher zu trainieren, sollten Sie die folgenden Tipps beachten.

Schwangere sollten auf keinen Fall hoopen, da der Druck auf den Bauch das Kind gefährden und sehr unangenehm quetschen könnte. Es ist auch Vorsicht geboten, wenn Sie unter Rücken-problemen, wie Bandscheibenvorfällen oder einem akuten Hexenschuss, leiden und ebenso bei Magenproblemen wie Magengeschwüren. Alle Erkrankungen, die sich durch Druck verschlimmern könnten, sind ein Ausschlusskriterium für Hula-Hoop, denn Anfänger sind sich meist nicht im Klaren darüber, dass die Einwirkung auf den Körper extrem ist. Aus dem gleichen Grund sollten Sie niemals direkt nach dem Essen trainieren, denn auch, wenn das Hula-Hoop-Training den Stoffwechsel ankurbelt, indem es die Organe massiert, stört der Druck bei vollem Bauch die Verdauung und kann zu Unwohlsein führen. Warten Sie lieber mindestens eine Stunde nach jeder Mahlzeit, bevor Sie trainieren.

Später werden wir noch genauer über Muskelkater und blaue Flecken sprechen und ich gebe auch Tipps, wie diese am besten zu behandeln sind. Sie sollten sich darauf einstellen, dass auch bei Ihnen am Anfang des Trainings höchstwahrscheinlich schmerzhafte blaue Flecken auftreten werden und diese auch Sie dazu zwingen werden, erst einmal mit dem Training zu pausieren. Das ist meist ärgerlich, wenn man so richtig von Hooping-Fieber gepackt wurde und Lust aufs Training hat. Dennoch wird der Körper einem vorgeben, wie schnell es weitergeht.

Es kann schwierig sein, die richtige Balance aus Motivation und Pausen zu finden. Mitunter sehen die Prellungen durch Hula-Hooping sehr erschreckend aus und die Haut kann stark gereizt werden. Extrapflege und Eincremen sind daher Pflicht für alle Hooping-Queens und -Kings. Übrigens vertragen ein Bauchnabelpiercing und Hula-Hoop Training sich in den meisten Fällen leider nicht besonders gut. Jeder Mensch ist anders, deswegen kann es sein, dass Sie zu den Glücklichen zählen, die keine Probleme haben. Doch bei einem frischen, noch unverheilten Piercing sollten Sie mit dem Hoopen warten, bis dieses vollständig abgeheilt ist, also mindestens ein halbes Jahr. Bei verheilten Piercings ist kleiner, eher schlichterer Schmuck zu empfehlen. Vor allem, wenn Sie Schmuck ohne lange Anhänger wählen, ist die Chance höher, dass sich der Einstich nicht entzündet. Alternativ können Sie versuchen, das Piercing während des Trainings mit einem Pflaster zu schützen. Ein weiterer Tipp von mir ist, dass Sie einen leichteren Reifen wählen. Also einen Hoop-Dance-Reifen statt eines Fitnessreifens, auch wenn dies keine Garantie ist, dass sich Piercing und Hula-Hoop vertragen.

Die großen Fitnessreifen lassen sich nicht so leicht auseinanderbauen, das ist ein weiterer Nach-teil. Auch wenn die Hersteller oft etwas anderes beschreiben, ist es den meisten Menschen zu umständlich, einen einmal zusammengebauten Reifen umzubauen. Wenn Sie also so flexibel und mobil mit Ihrem Reifen unterwegs sein möchten, müssen Sie schon in einen Teleskop-Reifen investieren. Im nächsten Kapitel erfahren Sie alles über die verschiedenen Modelle des Hula-Hoop-Reifens.

Der richtige Reifen

Es gibt mittlerweile unzählige Hula-Reifen auf dem Markt. Eines ist jedoch klar: Die quietschbunten Plastikreifen aus der Kindheit reichen für richtiges Hooping nicht aus, denn sie sind viel zu klein. Das werden Sie merken, wenn Sie einen Kinderreifen ausprobieren und sich wundern, wie schwierig es plötzlich als Erwachsener ist. Keine Sorge, es liegt (nicht nur) an mangelnder Fit-ness Ihrerseits. Mit einem Reifen in der richtigen Größe kriegen auch Sie es schnell wieder hin, denn damit geht es viel einfacher.

Im Internet oder im Outdoor- bzw. Sportgeschäft finden Sie gute Hula-Hoop-Reifen. Sportreifen für Erwachsene starten bei 30,- Euro aufwärts. Es gibt allerdings große Unterschiede in der Qualität und auch in der Funktion. Für einen richtig passenden Reifen gibt es einige Kriterien.

Übrigens: am besten kreist der Reifen auf nackter Haut. Da wir aber beim Hooping ordentlich ins Schwitzen kommen sollten, muss der Reifen hin und wieder gereinigt werden. Meist ist eine Anleitung beim Kauf dabei. Im Zweifelsfall und bei empfindlichen Materialien den Reifen bitte feucht abwischen, damit Sie lange Spaß an dem schönen neuen Reifen haben.

REIFENDURCHMESSER

Wie schon oben beschrieben, kommt es meist zu einer Enttäuschung, wenn ein Erwachsener versucht, einen Kinderreifen um die Hüften kreisen zu lassen, denn Hula-Hoop-Reifen für Kin-der sind viel zu klein und leicht, um als Erwachsener wirklich gut damit trainieren zu können. Sie benötigen jetzt einen viel größeren Reifen, angepasst auf Ihre Körpergröße und Ihren Bauch-umfang. Um die richtige Größe zu ermitteln, nehmen Sie ein Maßband zur Hand. Stellen Sie sich ohne Schuhe gerade hin und messen Sie nun den Abstand vom Fußboden bis zu Ihrem Nabel. An diesem Wert orientiert sich der Reifendurchmesser. Bei einer durchschnittlich großen Frau von 168 cm liegt die Nabelhöhe meist um die 100 cm. Es kommt aber nicht unbedingt auf jeden Zentimeter an. Bei dieser Größe empfehle ich einen Reifen mit einem Innendurchmesser zwischen 90 cm und 100 cm. Wenn Sie schlank gebaut sind, orientieren Sie sich eher am unteren Ende des Wertes, bei etwas mehr auf den Hüften passen Sie die Zahl nach oben hin an. Zu groß sollte der Durchmesser nicht sein, denn auch dann wird es als Anfänger sehr schwierig, den Reifen oben zu halten.

HULA-HOOP – AUCH UNTERWEGS IMMER FIT

Wer online einen Hula-Hoop-Reifen bestellt, bekommt diesen in einzelne Segmente geteilt geliefert. Der Zusammenbau ist denkbar einfach, man steckt die Segmente selbst zusammen. Das er-fordert jedoch etwas Kraft beim letzten Teil, da der Reifen dann kräftig zusammengedrückt werden muss, bis das letzte Teil einrastet. Theoretisch ist jeder Reifen auch wieder zerlegbar, doch das stellt sich meist als recht aufwendig und unbequem heraus. Für alle, die viel unterwegs sind und ihren Reifen zu Hause, im Park und im Fitnessstudio nutzen wollen, gibt es ausziehbare Hula-Reifen. Diese nennen sich Teleskop-Reifen und lassen sich, wie der Name schon sagt, wie ein Fernrohr zusammenschieben, wenn Sie mit dem Training fertig sind. Außerdem gibt es falt-bare Reifen aus biegsamem Plastik. Auch diese sind gut geeignet für alle, die viel unterwegs sind und ein unkompliziertes Trainingsgerät mitnehmen wollen. Das Prinzip ist genau wie bei einem Wurfzelt sehr simpel. Die biegsamen Reifen werden eingedreht und dabei gefaltet, sodass die Seiten übereinanderliegen und ein kleiner Kreis von ca. 50 cm entsteht. Dieser lässt sich dann viel unkomplizierter in der Sporttasche, außen am Rucksack oder im Koffer verstauen. Wenn Sie auch außerhalb von zu Hause flexibel etwas für Ihre Fitness tun wollen und oft draußen unter-wegs sind, sind solche Reifen eine perfekte Zweitanschaffung.

MATERIAL

Für den Hoop-Dance, also gymnastischen Tanz mit gleich mehreren Reifen, eignen sich vor allem leichtere und dünnere Gymnastik-Reifen. Diese sind aus Plastik und schick, gemustert und bunt oder mit LED-Lichtern ausgestattet. Hier gibt es auch kleine Ausführungen und Kinderreifen, die man für die Arme, Beine und den Hals verwenden kann. Doch auch hier gibt es Unter-schiede, die leichtesten sind aus Plastik, ähnlich den Spielreifen für Kinder. Es gibt auch wunderschöne Holzreifen, die zudem auch noch recht günstig sind und ebenfalls als Gymnastik-Reifen dienen, da sie leicht und schmal sind.

Für Hula-Hoop als Fitnesssport, wie wir ihn hier vorstellen, eignet sich am besten ein etwas dickerer und mit weichem Schaumstoff ummantelter Reifen. Der Schaumstoff schützt die Haut und sorgt für ein angenehmes Gefühl. Sie haben die Wahl zwischen einem Innenkern aus Plastik oder einem aus Metall. Sie sollten den Schaumstoff als Anfänger auf keinen Fall abnehmen, denn das pure Metall wird unangenehme Spuren hinterlassen. Die Ausführungen aus Plastik sind et-was leichter. Die Reifen aus Metall sind sehr langlebig, haben ein hohes Eigengewicht und sind stabil, aber auch schwer und deswegen am Anfang eher für Prellungen verantwortlich.

GEWICHT

Das Gewicht des Reifens spielt eine große Rolle, denn wer öfter Hula-Hoop macht, wird schnell die Unterschiede bemerken. Durch die Fliehkräfte, die das Gewicht des Reifens nach außen ziehen, hat man es mit einem schweren Fitnessreifen am Anfang deutlich leichter. Er lässt sich länger oben halten. Bei leichten Reifen ist das Training anstrengender.

Ich empfehle Ihnen, am Anfang einen Reifen mit einem Gewicht zwischen 800 Gramm und 1,5 Kilogramm auszuwählen. Das Schöne: Fast alle Fitnessreifen haben mittlerweile einen hohlen Kern. Wollen Sie später mit mehr Gewicht trainieren, können Sie die einzelnen Segmente mit Reis oder trockenen Bohnen bzw. Erbsen füllen. Für Fortgeschrittene bieten sich auch Stahlkugeln oder Sand an. So kann das Gewicht auf bis zu drei Kilogramm erhöht werden. Mit so viel Gewicht können Sie noch intensiver trainieren, ohne gleich einen neuen Reifen kaufen zu müssen. Zu schwer sollte der Reifen jedoch nicht sein, da sonst eine zu starke Belastung auf Ihre Körpermitte einwirkt. Mit schweren Reifen sollten Sie nicht zu lange hoopen. Es ist besser, die Trainingsdauer mit einem leichten Reifen auf eine halbe Stunde zu verlängern, bevor Sie sich an schwere Reifen wagen.

Achtung: Die Fitnessreifen sind allgemein nicht für den Hals gedacht. Vor allem die Reifen, die so wie oben beschrieben präpariert wurden, dürfen nicht am Hals verwendet werden, denn die Gefahr, sich an der empfindlichen Halswirbelsäule zu verletzen, ist zu groß!

MASSAGEFUNKTION

Die mit Schaumstoff ummantelten Fitness Hula-Hoop-Reifen gibt es in verschiedenen Ausführungen. Es gibt glatte Oberflächen aus Schaumstoff oder welche, in die innen Noppen und Wellen eingearbeitet sind. Diese bieten beim Hooping gleich noch mehr Massage und sorgen so für eine straffe Taille. Doch sind sie erst einmal nicht für Menschen mit empfindlicher Haut zu empfehlen, denn je mehr Wellen eingearbeitet sind, desto eher kommt es am Anfang zu blauen Flecken und der Reifen kann bei längeren Einheiten mehr schmerzen.

Was Sie vor dem Start außerdem noch wissen müssen

DIE RICHTIGE KLEIDUNG UND UMGEBUNG

Sportschuhe sind, meiner eigenen Erfahrung nach, gerade bei den ersten Malen Hula-Hooping sehr sinnvoll, denn wenn der schwere Reifen ungünstig auf Ihre nackten Zehen fällt, kann das allen Spaß am neuen Sport verderben. Wenn Sie von sich in einem Boho-Outfit träumen und davon, mit nackten Füßen im Gras zu stehen, während Sie Hula-Hoopen, rate ich Ihnen, erstmals damit zu warten, bis Sie etwas Sicherheit in der Kontrolle des Reifens erlangt haben, um besser die Füße zu schützen. Von Sportschuhen für die ersten Trainingseinheiten abgesehen, brauchen Sie aber keine spezielle Kleidung. Je weniger Sie tragen, desto besser ist es tatsächlich. Dicke Pullover und weite T-Shirts sind nicht hilfreich, da die Menge an Stoff den Fluss des Reifens stört. Ideal ist eine am Bund flach anliegende Sporthose und ein kurzes Top, möglicherweise in Kombination mit einem Sport-BH. Weiche Bralettes sind auch sehr bequem und haben keine drückenden Bügel. Wenn Ihnen ein Crop Top zu viel frei gezeigte Haut ist, tut es auch ein einfaches, eng anliegendes T-Shirt oder Top. Durch die enge Kleidung kann der Hula-Hoop-Reifen besser gleiten und der Reifen lässt sich am Anfang dadurch leichter oben halten.

Idealerweise ist Ihr Hooping-Outfit aus Baumwolle. Vermeiden Sie besser sehr rutschige Materialien, also Sportkleidung aus Trikotstoff oder Nylon, Oberteile aus Seide oder Satin. Leicht griffige, angeraute Stoffe sind am besten geeignet.

Das Praktische beim Hula-Hoop ist, dass Sie theoretisch immer und überall trainieren können. Es braucht nicht mehr als etwas Platz für die Drehungen und 5 Minuten Zeit. Deswegen ist Hula-Hoop perfekt für eine sportliche Einheit zwischendurch, egal, ob im Homeoffice oder im Hotel. Auch wenn Sie Kinder haben, ist das praktisch. Das Training lässt sich ideal ins gemeinsame Spiel einbauen, denn Sie können gemeinsam den Reifen im Garten oder auf dem Spielplatz nutzen, während die Kleinen spielend für sich selbst trainieren oder Sie mit jeweils eigenen Reifen zusammen hoopen. Sie können ganz einfach im Unterhemd trainieren, brauchen weder spezielle Kleidung noch spezielle Räumlichkeiten fürs Work-out. Kleidung zum Wechseln ist allerdings schon sinnvoll, denn Hooping ist schweißtreibend.

Für Hula-Hoop zu Hause braucht es ausreichend Platz in der Wohnung. Gerade als Anfänger kann es passieren, dass man die Kontrolle über den Reifen verliert. Beim Waist-Hooping, also Hula-Hoop um die Taille kreisend, kann noch nicht allzu viel passieren, denn der Reifen kann schließlich nur auf den Boden fallen. Und dass er zu Beginn oft fällt, ist völlig normal. Anders sieht es bei den ersten Tricks aus. Da rollt der Reifen schnell mal aus der Hand. Außerdem unterschätzt man den Durchmesser gern und stößt so an die Decke, die Wände oder Möbel. Planen Sie also ausreichend Platz um sich herum ein, damit Sie entspannt trainieren können und sich keine Sorgen machen müssen, etwas umzuwerfen. Selbstverständlich ist dies noch wichtiger, wenn Kinder oder Haustiere im Haus sind, die womöglich getroffen werden könnten.

Ein guter Trick ist auch, dass Sie eine Decke unterlegen, damit der Reifen nicht so hart auf den Boden fällt. Sorgen Sie aber unbedingt dafür, dass diese nicht rutschen kann und Sie nicht mit den Füßen hängen bleiben können, denn mit dem schweren Hula-Hoop zu stürzen, ist kein Spaß. Auch eine oder zwei nebeneinanderliegende Yogamatten sind sehr gut geeignet, um den Reifen beim Fallen etwas abzufedern, gleichzeitig die Gelenke zu schonen, Halt zu bieten und dabei den Boden zu schützen, sollte er empfindlich sein.

MUSKELKATER

Muskelkater ist bei Hula-Hooping fast unvermeidlich, wenn Ihre Mitte nicht bereits trainiert ist. Und das ist eigentlich auch gut so, denn durch die Bewegungen, die den Reifen anstoßen, wer-den tief liegende Muskelgruppen im Bauchraum, am Rücken und in der Gegend Ihrer Hüfte auf ungewöhnliche Weise angesprochen. Das Training führt zu mehr Kraft und Mobilität an diesen sensitiven Stellen, die wir ansonsten in unserem modernen Alltag mit ständiger sitzender Tätigkeit leider kaum noch gebrauchen. Doch bevor wir mit einer trainierten, schmalen Taille belohnt werden, kommt erst einmal der Muskelkater.

Dieser Schmerz, den wir alle nur zu gut kennen, wenn wir uns mal mehr oder auf für uns außergewöhnlich Weise bewegen, entsteht durch ganz kleine Verletzungen im Gewebe. Dieses Gewebe wird Myofibrillen genannt. Durch die ungewohnte Bewegung beim Hula-Hoop-Training wird dieses Muskelgewebe benutzt und dabei viel mehr als gewöhnlich beansprucht. Wenn die Belastung anhält, entstehen feine Risse, die dann zu einer Art Entzündungsreaktion führen, verbunden mit Schmerzen und Schwellungen. Das führt dazu, dass man sich für eine Weile nicht mehr so gut bewegen kann und die beanspruchten Muskeln fühlen sich steif oder kraftlos an und sind auch sehr empfindlich, wenn sie gedrückt werden.

Der Muskelkater kommt nicht direkt nach der Bewegung, sondern meist etwa 12 bis 72 Stunden nach dem starken Training. Meist werden die Beschwerden noch ein bis zwei Tage schlimmer, bevor sie dann abklingen. Das kann bis zu einer Woche dauern. Wie stark der Muskelkater ist, variiert von Person zu Person. Es hängt zum einen von der Intensität Ihres Hula-Hoop-Trainings ab, zum anderen von Ihrem gesamten Fitnesslevel. Wer im Allgemeinen schon recht sportlich ist, erfährt meist eine kürzere Regenerationszeit. Auch das ist einer der großen Vorteile regel-mäßiger Bewegung. Der Trainingsplan mit langsamer Steigerung ist deswegen so sinnvoll.

Wenn Sie nach einer kurzen Einheit Muskelkater bekommen, fällt dieser dennoch viel leichter aus und heilt auch schneller wieder, als wenn man gleich bei den ersten Malen mit dem Reifen in die Vollen geht. Je mehr Trainingseinheiten Sie absolvieren, desto schneller kann der Muskelkater danach abklingen, da der Körper lernt, das Gewebe schneller zu regenerieren. Generell brauchen Sie keine Angst vor Muskelkater zu haben, auch wenn er sich im tiefen Bauchraum sehr komisch anfühlen kann und leicht mit Magenschmerzen oder Unterleibskrämpfen zu verwechseln ist. Doch die Muskeln regenerieren sich in der Regel wieder vollständig und werden stärker und widerstandsfähiger. Gerade in der Körpermitte hat das sehr viele Vorteile, denn unsere Haltung wird gestärkt und man tut effektiv etwas für die Zukunft und beugt Rückenproblemen vor.

Man kann auch ein wenig nachhelfen, um den fiesen Muskelkater wieder loszuwerden. Sie sollten nicht nur liegen und ausruhen, wenn es nach dem

Training zieht. Die beste Strategie ist, die beanspruchte Region zu schonen und dennoch sanft weiter in Bewegung zu bleiben. Sie sollten also eine Weile lang nicht hoopen, bis der Schmerz und die Steifheit abgeklungen sind und Sie sich wieder mobiler fühlen. Andere Formen von Bewegung tun in dieser Zeit sehr gut und helfen bei der schnellen Regeneration. Sie könnten in den folgenden Tagen nach dem Training öfter stramme Spaziergänge machen, was ebenfalls ein effizientes Kardiotraining ist. Auch Pilates und sanftes Yoga sind ideal. Sich leicht im Bereich des Bauches und der Hüfte zu dehnen, hilft auch sehr gut, solange Sie da nicht übertreiben. Und ich persönlich schwimme sehr gern. Nicht allzu hart, doch ein paar zügige Runden im warmen Wasser helfen mir immer, mich nicht mehr zu steif zu fühlen und mich ausstrecken zu können.

Wenn Sie so viel Spaß am Hoopen haben, dass Sie es nicht mal ein paar Tage bleiben lassen können, üben Sie besser an anderen Körper-stellen. Gerade auch die Arme freuen sich über eine Trainingseinheit und Sie trainieren Ihre Geschicklichkeit, um sich später an Tricks am ganzen Körper zu wagen. Arnika-Salbe hilft bei der schnellen Heilung zusätzlich und Sie können sich mit in ein Handtuch gewickelten Eis-Packs Linderung verschaffen.

BLAUE FLECKEN

Ich habe sie mittlerweile schon öfter erwähnt: Die unangenehmste Begleiterscheinung des Lieblingssports sind blaue Flecken und Prellungen. Es ist völlig normal, nach den ersten Hooping-Sessions blaue Flecken an der Hüfte oder am Bauch auftauchen zu sehen. Natürlich hängt dies auch von der individuellen Neigung zu Blutergüssen ab, doch ich kenne niemanden, der ganz ohne Malaise ins Hula-Hoop-Training eingestiegen ist. Blaue Flecken sind grundlegend nicht gefährlich. Der Reifen hat ein Eigengewicht, das bei jeder Drehung gegen den Körper gedrückt wird. Am Anfang wirft man den Reifen auch oft mit zu viel Kraft, bevor man den Dreh im wahrsten Sinne des Wortes raus hat. Gerade an Stellen, an denen die Knochen hervorstehen, hier im Speziellen an den Hüftknochen, ist die Haut extremer Belastung ausgesetzt.

Sie sollten sich angewöhnen, bei blauen Flecken konsequent Pause zu machen, vor allem, wenn Schmerzen dazu kommen. Auch wenn es schwerfällt, warten Sie einige Tage ab, dann sind die Prellungen meist wieder verschwunden. Wer trotz blauer Flecken und Schmerzen weiter trainiert, kann sich tatsächlich durch den stetigen Druck innere Verletzungen zufügen. Hören Sie also auf Ihren Körper und beobachten Sie, wie Ihre Haut auf das Training reagiert.

Um starke Prellungen zu vermeiden, starten Sie den Trainingsplan mit einigen wenigen Minuten Hooping, damit Sie Ihre Körpermitte nicht zu sehr belasten. Gern können Sie jeden Tag üben, wenn Sie keine Probleme haben. Sobald der Reifen locker oben gehalten werden kann, reichen täglich 3 Minuten durchgehendes Hooping völlig aus. Wenn Sie das problemlos wegstecken, folgen Sie einfach dem Plan und legen Pausen ein, wenn nötig.

Übertriebenes Training am Anfang führt nicht nur zu Schmerzen, sondern nimmt auch den Spaß und die Leichtigkeit von Hula-Hoop oder führt dazu, dass Sie die Lust verlieren. Wenn Sie nach den ersten paar Malen Schmerzen nach dem Training spüren, achten Sie darauf, woher er kommt und ob Sie die Bewegungen einfach nicht gewöhnt sind oder ob etwas an Ihrer Technik nicht stimmt. Haben Sie möglicherweise Druckstellen an der Hüfte, weil der Reifen zu tief kreist und auf die Knochen aufkommt? Der Reifen sollte immer weit über der Hüfte, nämlich an der Taille, kreisen. Auch das erfordert Übung und wie leicht es funktioniert, hängt vom Körperbau ab.

Wenn die korrekte Position beim Hooping schon mal gelernt ist, kann es sein, dass die empfindliche und zarte Haut am Bauch einfach nicht an diese Einwirkung von Kraft und an die Reibung gewöhnt ist, die der Hula-Hoop-Reifen verursacht. Auch da hilft nur, sich langsam heranzutasten. Außerdem benutzen die meisten Anfänger*innen erfahrungsgemäß zu viel Kraft. Sie sollten den Reifen nicht wie wild herumschleudern oder Gewalt anwenden. Das tut erstens den inneren Organen nicht gut und zweitens hilft es auch nicht beim Hoopen. Tatsächlich ist Hula-Hoop gar nicht so grob, sondern ein leichter Sport, der auf sehr weichen und geschmeidigen Bewegungen beruht. Lassen Sie es also ruhig angehen und werden Sie nicht ungeduldig, um lange Spaß am Hooping zu haben.

Wenn Sie zu blauen Flecken neigen, suchen Sie sich besser erst einmal einen sehr leichten Reifen aus, also einen Gymnastik-Hula-Hoop aus Plastik und keinen Metallreifen, der womöglich noch beschwert ist. Dadurch wird der Druck etwas gemildert.

Wenn Sie sich nicht erklären können, woher Schmerzen nach dem Training kommen und sich diese eher im Bauchraum, also beim Magen, lokalisieren lassen und lange anhalten, es aber kein Muskelkater ist, suchen Sie zur Sicherheit einen Arzt auf und klären das Training mit ihm ab.

Ihr Trainingsplan inklusive Fortschrittstabelle

Geduld brauchen Anfänger, die in die Themen Sport, Abnehmen und gesunde Ernährung ein-steigen wollen, am allermeisten. Machen Sie sich klar, dass Ergebnisse nicht von heute auf morgen kommen. Gerade Hula-Hooping hat eine lange Einstiegsphase. Es braucht eine Weile, bis man es schafft, den Reifen, um die Hüften kreisen zu lassen, und im Anschluss sollte bei Prellungen pausiert werden. Auch, wenn das Training wirksam ist, braucht man Durchhaltevermögen, um Ergebnisse zu sehen.

Auf der anderen Seite: Gesundheitliche Probleme und Übergewicht werden meist durch eine Vielzahl an Gewohnheiten verursacht, die schleichend dazu führen, dass man zunimmt oder immer weniger fit wird. Dieser Prozess lässt sich immer – ich meine wirklich in jeder Lebensphase – umkehren, doch auch das geht nur schleichend. Was man sich in Jahren angefuttert hat, geht nicht über Nacht wieder weg, heißt es so schön. Seinen Traum-körper bekommt man leider nicht von heute auf morgen und auch ein paar Kilo extra sind in der Regel nicht nach ein paar Wochen verschwunden.

Dies soll Sie nicht entmutigen, sondern – im Gegenteil – mit realistischen Erwartungen ausstatten. Wenn Sie sich von der Vorstellung der schnellen Ergebnisse verabschieden können, fokussieren Sie sich viel eher auf den Lernprozess und die Tätigkeit selbst. Das bringt mehr Freude und führt dazu, dass Sie die Fortschritte dann auch richtig genießen können. Fortschritt bedeutet im Grunde, dass man viele kleine und kaum bemerkbare Schritte macht, bis man selbst be-merkt, dass sich etwas verändert hat. Wir selbst nehmen uns oft anders wahr, als unser Umfeld es tut, und sind viel kritischer. Doch beim Abnehmen, was auch immer Ihre Motivation ist, geht es um mehr als das Aussehen.

Mit mehr Bewegung und sinnvoller Ernährung setzen wir komplexe körperliche Mechanismen in Gang, die tatsächlich für mehr Lebensqualität sorgen. Unsichtbar passiert sehr viel. Wir wer-den fitter und belastbarer, die Blutgefäße und das Herzkreislaufsystem werden stärker, Abfall-stoffe werden besser abtransportiert. Das sehen wir vielleicht nicht direkt, aber dennoch hat das alles enorme Auswirkungen auf unsere Gesundheit. Und darum ist es wichtig, nicht nur auf das Gewicht zu achten, sondern auch noch andere Faktoren einzubeziehen und sich nicht entmutigen zu lassen, wenn der Waschbrettbauch länger braucht. Überlegen Sie es sich so: Wie der Körper aussieht, ist ihm selbst recht egal. Es geht um Funktion. Auch Speckrollen haben eine sinnvolle Funktion, auch wenn wir uns dann nicht mehr ganz so schön fühlen.

Wenn Sie neu mit Sport anfangen, kann es sogar sein, dass Sie zuerst mal ein bis zwei Kilo zunehmen, da sich Muskelmasse aufbaut, oder dass Sie allgemein etwas breiter aussehen, weil die Muskeln unten drunter wachsen. Haben Sie davor bitte keine Angst, denn durch zusätzliche Muskelmasse wird man viel schneller und nachhaltiger abnehmen können. Muskulatur verbrennt mehr Kalorien als Fett. Wenn wir also versuchen zu verstehen, dass der Körper funktional und nicht ästhetisch agiert, ist es völlig logisch, dass zuerst das Blut von Fetten gesäubert wird, der Herzmuskel größer wird und die Knochen stärker. Erst danach werden die äußeren Polster angegriffen. Diese Darstellung ist stark vereinfacht, dennoch hoffe ich, dass sie Ihnen dabei hilft, Frieden mit Ihrem Körper zu schließen. Er will Sie am Leben halten, gesund halten. Und wenn Sie sich darauf fokussieren, sich zu bewegen und genug Energie zu liefern, wird der Weg zu mehr Fitness durch Hula-Hoop ein sehr freudvoller werden.

Ich bin ein großer Verfechter von Trainingsplänen und davon, seinen Fortschritt aufzuschreiben. Dadurch wird der Erfolg sichtbar, schwarz auf weiß. Es ist wichtig, so viele Faktoren wie möglich zu notieren, denn allein am Gewicht ist der Fortschritt nicht messbar. Dieses schwankt vor allem bei menstruierenden Personen viel zu stark durch Wassereinlagerungen.

Doch auch bei allen anderen ist Wassereinlagerung ein Thema. Je nachdem, wie viel Salz Sie gegessen haben, ob es sehr heiß oder kalt ist oder was Sie sonst zu sich genommen haben und wie viel Sie sich bewegt haben, ist Ihr Gewicht veränderlich. Wer von heute auf morgen ein Kilo mehr auf der Waage sieht, hat mit Sicherheit nicht ein ganzes Kilo Fett über Nacht zugenommen, denn Zunehmen, genau wie Abnehmen, ist ein stetiger Prozess. Das Fett wird erst einmal umgewandelt. Mehr dazu lesen Sie noch in einem späteren Kapitel.

Lassen Sie mich jetzt nur folgenden Punkt machen: Je mehr

Erfolgskriterien Sie haben, desto besser können Sie Ihren Erfolg wahrnehmen. Darum haben wir Maße, Gewicht, Energielevel, Stimmung sowie Ausdauer beim Hula-Hooping als Richtwerte genommen. Im folgenden Plan ist vorgesehen, dass Sie sich zweimal in der Woche sozusagen vermessen. Somit ist der Plan auf 12 Wochen ausgelegt. Ich bin der Meinung, dass öfter nicht notwendig ist, da die Veränderungen, wie gesagt, schleichend vonstattengehen und ein tägliches Wiegen bei vielen Menschen schnell zu Stress oder Obsession ausarten kann.

Gehen Sie es lieber entspannt an, pausieren Sie bei Prellungen und versuchen Sie, ein entspanntes Verhältnis zu Ihrer neu gewählten Sportart zu entwickeln. Wer Spaß hat, bleibt länger dran. Der folgende Trainingsplan ist für Anfänger geeignet und startet sehr entspannt. Sie sollten sich stetig steigern, wenn mehr möglich ist, denn die Ausdauer wird sich auch bei Ihnen schnell steigern, wenn Sie kontinuierlich hoopen. Wir haben abwechslungsreiche Übungen für später ein-gebaut, damit Sie lange am Ball – oder besser gesagt, im Reifen – bleiben.

Zur Kontrolle benötigen Sie ein flaches, weiches Maßband. Diese gibt es in Haushaltswarenabteilungen und in Fachgeschäften für Schneiderei und Nähzubehör, denn sie sind extra dazu gedacht, Körpermaße zu ermitteln, und lassen sich bequem um die Taille wickeln. Messen Sie sich am besten immer zur gleichen Tageszeit und mit möglichst wenig Kleidung. Stellen Sie sich dazu aufrecht hin, am besten vor einen Spiegel, um kontrollieren zu können, ob das Band auch gera-de sitzt. Es sollte horizontal um den Körper laufen und nicht einschneiden. Messen Sie Ihre schmalste Stelle – das ist meist die Taille oder die Höhe des Nabels. Lesen Sie nun die Zahl ab, an der das Band wieder zusammentrifft und notieren Sie sie in der vorgesehenen Tabelle.

Genauso messen Sie den Brustumfang an der breitesten Stelle und den Hüftumfang an der breitesten Stelle. Wo genau die breitesten Stellen sind, ist bei jedem unterschiedlich. Bei Apfelformen konzentriert sich die Masse eher um den Bauch und die Hüftknochen und bei Birnenformen sind eher die Hüfte und der Po im Fokus. Wir sind alle unterschiedlich gebaut und das ist auch völlig in Ordnung. Dieses E-Book und Ihr Hula-Hoop-Trainingsplan sollen Sie dabei unterstützen, mit Ihren individuellen Voraussetzungen das Beste aus sich zu machen und den Körper effektiv zu formen.

Bei der Gelegenheit stellen Sie sich auch gleich auf die Waage und tragen das Gewicht ein. Es reicht aus, sich nur einmal die Woche zu wiegen, denn erstens braucht es Zeit und Geduld, wie ich oben schon beschrieben habe. Und zweitens ist Abnehmen kein geradliniger Prozess. Gerade bei Frauen sind Gewichtsschwankungen von mehreren Kilos normal, da sich die Wassereinlage-rungen während des Zyklus verändern. Wenn Sie es allerdings nicht lassen können und sich jeden Tag wiegen möchten, würde ich empfehlen, dass Sie für jede Woche den Wochendurch-schnitt des Gewichtes errechnen und eintragen. Addieren Sie dazu alle Werte und teilen Sie sie dann durch sieben, um den Durchschnitt zu erhalten.

Neben Ihren Maßen und dem Gewicht gibt es auch Spalten, die eher subjektiv bewertet werden müssen. Zum Beispiel können Sie hier aufschreiben, ob Sie sich fitter fühlen, bessere Laune be-merken oder weniger außer Atem kommen. Diese Kleinigkeiten mögen zwar nicht als wichtig erscheinen, doch in der Rückschau sind diese kleinen Erfolge garantiert motivierend.

IHR TRAININGSPLAN

Woche	Datum Start und Ende	Einheit 1	Einheit 2	Einheit 3	Einheit 4	Einheit 5	Einheit 6	Einheit 7
1		1 Minute	2 Minuten	2 Minuten	3 Minuten	3 Minuten	2 Minuten	2 Minuten
2		2 Minuten	3 Minuten	2 Minuten	3 Minuten	3 Minuten	3 Minuten	4 Minuten
3		4 Minuten	3 Minuten	4 Minuten	5 Minuten	4 Minuten	4 Minuten	5 Minuten
4		4 Minuten	4 Minuten	5 Minuten	4 Minuten	5 Minuten	4 Minuten	5 Minuten
5		5 Minuten	4 Minuten	6 Minuten	5 Minuten	6 Minuten	5 Minuten	6 Minuten
6		6 Minuten	6 Minuten	5 Minuten	6 Minuten	7 Minuten	7 Minuten	7 Minuten
7		7 Minuten	10 Minuten	8 Minuten	10 Minuten	8 Minuten	10 Minuten	10 Minuten
8		10 Minuten	12 Minuten	10 Minuten	15 Minuten	10 Minuten	15 Minuten	10 Minuten

9		12 Minuten	10 Minuten	15 Minuten	10 Minuten	15 Minuten	15 Minuten	15 Minuten
10		15 Minuten	20 Minuten	18 Minuten	12 Minuten	15 Minuten	20 Minuten	15 Minuten
11		20 Minuten	15 Minuten	20 Minuten	15 Minuten	18 Minuten	20 Minuten	12 Minuten
12		20 Minuten	15 Minuten	30 Minuten	15 Minuten	25 Minuten	15 Minuten	30 Minuten

IHRE FORTSCHRITTSTABELLE

Messen Sie sich jede Woche einmal zur gleichen Zeit, idealerweise am Ende der Trainingswoche.

Wo-che	**Datum Start und Ende**	**Taille in cm**	**Nabel in cm**	**Hüfte in cm**	**Gewicht in kg**	**Einhei-ten in dieser Woche**	**Sonstige Erfolge**
1							
2							
3							
4							
5							
6							
7							
8							

9							
10							
11							
12							

Aufwärmen und Dehnen

Um den oben beschriebenen Muskelkater etwas abzumildern und generell Verletzungen vorzu-beugen, sollten Sie vor jeder Hula-Hoop-Trainingsrunde eine kurze Einheit zum Aufwärmen einbauen, so werden die Muskeln schon mal etwas warm. Außerdem verlängern Sie so Ihre sportliche Aktivität gerade am Anfang, wenn Sie den Reifen noch nicht so lange oben halten können. Dadurch verbrennen Sie jedes Mal ein paar extra Kalorien. Hier kommen nun einige Vorschläge zum Aufwärmen. Im Trainingsplan weiter oben ist das **Aufwärmen** jeweils nicht angegeben. Sie können sich dazu eine der folgenden Übungen heraussuchen oder aber diese kombinieren für etwas mehr Abwechslung.

Aufwärmübung 1

Einfacher geht es nicht: Marschieren Sie für 3 bis 10 Minuten auf der Stelle. Nehmen Sie dazu auch die Arme mit. Winkeln Sie Ihre Arme an oder lassen Sie sie ein paar Runden ausgestreckt kreisen.

Aufwärmübung 2

Seilspringen. Noch ein Spiel aus der Kindheit, das sich perfekt als Kardiotraining eignet und da-zu noch Spaß macht. Springen Sie vor dem Hula-Hoop-Training einige Minuten durch das Seil und Sie werden sehen, dass Sie gut aufgewärmt sind, wenn es losgeht.

Aufwärmübung 3

Hier wird der Hula-Hoop-Reifen integriert. Legen Sie den Reifen dazu vor sich auf den Boden und steigen Sie dann abwechselnd mit den Beinen mit einem kurzen Tap-Schritt in den Reifen. Tap-Schritte sind unbelastet, Sie müssen also mit dem Fuß nur leicht den Boden innerhalb des Hula-Hoop-Reifens antippen. Nehmen Sie auch hier Ihre Arme mit, lassen Sie sie kreisen und bewegen Sie sie im Takt Ihrer Schritte. Das Ganze erinnert ein bisschen an Salsa-Tanz und macht mit flotter Musik gleich noch mehr Spaß.

Aufwärmübung 4

Diese Übung bringt vor allem die Mitte in Bewegung. Lassen Sie Ihre Arme locker hängen. Drehen Sie sich dann aus der Hüfte und den Schultern locker nach rechts und links. Die Arme kommen von selbst in Schwung, wenn Sie den Oberkörper hin und her drehen, und schlackern sozusagen um den Körper herum. Die Drehung des Körpers passiert hier in der Taille. Lassen Sie die Bewegung ruhig immer größer und kräftiger werden, bevor Sie zur Mitte zurückkehren. Bei dieser Übung mag man sich teilweise etwas albern vorkommen, dennoch empfehle ich sie oft, denn sie ist perfekt als Aufwärmübung vor dem Hula-Hoop und sie mobilisiert die Wirbel-säule.

Nach dem Training ist Dehnen angesagt. Hier funktioniert Yin-Yoga besonders gut. Aber auch jede andere Art von Übung, bei der die Positionen besonders lange gehalten werden, sind sehr gut geeignet, denn dadurch erreichen Sie, dass sich die Muskeln effektiv entspannen können. Gerade die Beine, Schultern und der Rücken sind bei vielen von uns sehr oft verspannt und brauchen etwas Hilfe durch Auflockerung.

Durch die **Dehnübungen** am Ende Ihres Trainings können Sie nochmals sehr viel mehr aus der täglichen Hula-Session herausholen und die Trainingszeit verlängern, wenn das eigentliche Hooping nur ein paar Minuten geht, um Prellungen vorzubeugen. Dehnen hilft außerdem, Verletzungen vorzubeugen sowie körperlich geschmeidig und entspannt zu werden. Auch bei den Dehnübungen gilt, dass Sie sich nach Lust und Laune etwas zusammenstellen können, was in dem Moment guttut. Wichtig ist nur, die konsistente Einheit nach dem Hooping einzuplanen, um die langfristigen Vorteile mitzunehmen.

Dehnübung 1

Stellen Sie sich hüftbreit hin. Den Reifen stellen Sie nun ein gutes Stück weit vor sich senkrecht auf, sodass Sie sich vorbeugen müssen, um ihn festzuhalten. Dabei strecken Sie den Rücken und die Arme lang.

Rollen Sie den Reifen dann langsam nach links, sodass die linke Seite besonders gedehnt wird. Es sollte von den Rippen über die ganze linke Bauchseite bis zur Hüfte sanft ziehen. Wiederholen Sie die Übung auf der rechten Seite.

Dehnübung 2

Stellen Sie sich mit leicht gespreizten Beinen auf. Die Zehen zeigen leicht nach außen. Heben Sie dann die Arme über den Kopf, wobei Sie darauf achten, die Schultern unten zu halten und nicht hochzuziehen. Ziehen Sie nun mit der linken Hand nach oben und hinten und kippen Sie dabei leicht zur Seite. Auch so werden die Bauchseite und der Rippenbereich gedehnt. Achten Sie da-rauf, nicht nach vorn zu kippen, sondern sich tendenziell eher nach hinten zu lehnen. Sehr schön, aber auch intensiver, ist die Übung auch, wenn Sie den Hula-Hoop-Reifen integrieren. Halten Sie ihn in beiden Händen und machen Sie die Übung dann wie oben beschreiben mit Reifen. Auf der anderen Seite wiederholen.

Dehnübung 3

Die folgende Übung kennen Sie bestimmt, wenn Sie schon einmal Yoga gemacht haben. Die Position Kuh und Katze eignet sich perfekt, um der Mitte des Körpers nach dem Training noch ein-mal etwas Aufmerksamkeit zu schenken. Sie starten hierzu im Vierfüßlerstand. Die Hände sind unter den Schultern aufgestellt, die Knie unter der Hüfte und der gesamte Rücken ist zuerst mal gerade, also in neutraler Position. Rollen Sie nun aus der Hüfte in ein bewusstes Hohlkreuz, bei dem Sie tief einatmen und den Kopf sanft heben. Auch die Schultern können Sie durchdrücken und die oberen Rückenmuskeln nicht durchhängen lassen. Von dieser Position rollen Sie mit der Ausatmung wieder von der Hüfte aus in einen Katzenbuckel. Der Kopf geht zum Schluss herunter. Stellen Sie sich vor, dass Sie mit Händen und Knien die ganze Erde von sich wegdrücken. Diese Übung ist nach dem Hooping sehr genussvoll, finde ich. Machen Sie sie ruhig langsam und bewegen Sie sich bewusst, während Sie auch den Atem bewusst fließen lassen.

Dehnübung 4

Legen Sie sich für diese ausführliche Dehnung des ganzen Körpers bequem auf den Rücken. Lassen Sie das linke Bein gerade ausgestreckt liegen, während Sie das rechte Bein anwinkeln und den Fuß aufstellen. Legen Sie Ihre linke Hand auf das rechte Knie. Der rechte Arm ist lang zur Seite ausgestreckt und sollte am Boden liegen. Nun bewegen Sie das rechte Knie von der linken Hand geführt über das ausgestreckt liegende Bein und in Richtung Boden. Der Kopf sinkt gleichzeitig auf die rechte Seite. Ihr rechter Arm und die rechte Schulter sollten während der ganzen Übung am Boden liegen, auch, wenn sie gern hochgehen wollen. Lieber drehen Sie sich am Anfang nicht so stark ein und lassen das linke Knie in der Luft, dafür aber die rechte Schulter am Boden. Verharren Sie ruhig einige Zeit in der verdrehten Position und achten Sie darauf, dass Ihr Atem langsam und stetig fließt. Seiten wechseln und wiederholen.

Vor dem Start

ACHTEN SIE AUF DIE RICHTIGE HALTUNG

Die korrekte Haltung ist beim Hula-Hoop-Training enorm wichtig, um Verspannungen und Fehlhaltungen vorzubeugen. Es kann sein, dass auch Sie dazu tendieren, Ihre Schultern hochzuziehen, da man am Anfang oft nicht weiß, wohin mit den Armen, und dem Reifen nicht in die Quere kommen will. Die Schultern hochziehen, ist jedoch ungesund. Sie sollten sich angewöhnen, die Schultern stets nach hinten und unten zurückzurollen, sodass dort keine unangenehmen Verspannungen entstehen können.

Richtig stehen

Stellen Sie die Füße zuerst mal hüftbreit auf. Hooping ist keine starre Angelegenheit und später werden Sie sich viel mit den Füßen bewegen oder sogar tanzen. Doch ich empfehle, bei jedem Hula-Hoop-Training bewusst mit der richtigen Haltung zu beginnen, um sie sich einzuprägen und sich keine schlechte Haltung einschleichen zu lassen. Stellen Sie sich also mit den Füßen schulterbreit auf, wobei die Zehen leicht nach außen zeigen. Ihr Gewicht sollte eher innen auf den Ballen und den Fersen verteilt sein. Die Knie bleiben leicht gebeugt und locker. Nun kippen Sie Ihr Becken leicht nach hinten, indem Sie das Schambein nach vorn und oben ziehen und den Po anspannen und tendenziell nach vorn drücken. So entsteht gleichzeitig eine leichte Grund-spannung in den tief liegenden Muskeln des Rumpfes und Sie vermeiden, dass Sie versehentlich ins Hohlkreuz rutschen. Diese Position sollte leicht sein, nicht stocksteif, denn Sie müssen den Rumpf beim Hula-Hoop noch bewegen. Gerade die unteren Lendenwirbel werden beim Hula-Hooping beansprucht und in Kombination mit einem Hohlkreuz ist das keine gute Kombination, denn diese Region ist statistisch besonders anfällig für Bandscheibenvorfälle, auch schon bei jungen Menschen.

Die Schultern sollten Sie niemals hochziehen, sondern entspannt lassen. Kreisen Sie diese ruhig ein paar Mal vor dem Start oder auch während des Hula-Hoopings, um in die neutrale Position zu kommen. Tendenziell ist die Brust eher nach oben gerichtet, sodass Sie aufrecht stehen. Her-ausstrecken müssen Sie sie aber nicht, sondern nur locker aufrichten. Auch der Kopf ist gerade und der Hals nicht in irgendeine Richtung verkrampft. Ich weiß, das klingt nach einer Menge zu merken, noch bevor es mit dem Reifen losgeht, doch wenn Sie vor jeder Übung bewusst den richtigen Stand einnehmen, sollte das alles bald von selbst gehen. Auch die Muskeln merken sich diese Position irgendwann von selbst und Sie müssen nicht mehr darüber nachdenken.

Vergessen Sie nicht bei der vielen Konzentration das Atmen! Durch die Nase ein- und lang durch den Mund auszuatmen, ist die beste Atemtechnik, auch bei sportlicher Bewegung. Und überlegen Sie hin und wieder, ob Ihr Gesicht verkrampft ist. Entspannen Sie den Kiefer und lächeln Sie, dann macht das Training gleich mehr Spaß!

Wohin mit den Armen?

Diese Frage kommt sehr oft von Anfängern und Anfängerinnen, denn mal will nicht mit der Hand in die Umlaufbahn des Hula-Hoop-Reifens kommen, den man mühsam zum Kreisen gebracht hat. Sie können die Arme vor der Brust kreuzen, indem Sie mit der Handfläche die jeweils entgegengesetzte Schulter umfassen. Doch für manche ist es leichter, die Arme am Anfang noch weit vom Körper weggestreckt zu halten. Dann strecken Sie die Arme einfach über dem Kopf oder zu beiden Seiten aus. So sind sie aus dem Weg und das trainiert wiederum gleichzeitig die Muskulatur der Arme, der Schultern und des Rückens. Sie werden es garantiert fühlen – denn auf Dauer wird es ganz schön anstrengend, die Arme so oben zu halten. Alternativ können Sie Ihre Handflächen wie in einer Gebetshaltung vor der Brust zusammenlegen. Diese Haltung ist sehr schön und meditativ. Auch hier können Sie noch einen Trainingseffekt einbauen, indem Sie die Handflächen mit angewinkelten oder vor Ihnen ausgestreckten Armen gegeneinander pressen. Dadurch wird die Brustmuskulatur gestärkt und bei regelmäßiger Ausführung auch der Busen gestrafft.

Der Bauch

Wie oben beschrieben, ist der Bauch nicht eingezogen, aber dennoch leicht auf Spannung. Durch einen festen Bauch wird das Training leichter. Außerdem garantiert das ein effizientes Training der Körpermitte. Mit der Zeit und mit längerem Training werden immer häufiger die kleinen, tief liegenden Muskeln angesprochen, die dafür sorgen, dass Sie einen festen, starken Bauch bekommen. Manche Anfänger mögen es auch, den Bauch herauszustrecken, um den Reifen anzuschubsen, da es für sie leichter ist. Ich empfehle jedoch eher, dass Sie fest anspannen, wenn der Reifen sich nach vorn bewegt, und mit dem ganzen Becken nach vorn schieben. Wie genau Sie dem Reifen Schwung geben, erfahren Sie im nächsten Kapitel.

Ein Geheimtipp zum Schluss: Bevor Sie mit jedem Training beginnen, gehen Sie am besten nochmals zur Toilette. Das klingt zwar sehr trivial, doch mit voller Blase wird das Hooping unangenehm.

WIE HULA-HOOP FUNKTIONIERT

Nun ist es so weit: Sie kennen die richtige Haltung und wissen, dass Sie den Bauch anspannen müssen. Legen Sie den Hula-Hoop-Reifen nun auf Höhe der Taille an, sodass er am Rücken flach aufliegt. Er sollte waagerecht ausgerichtet sein und die offene Seite des Reifens liegt vorn. Offe-ne Seite bedeutet nicht, dass der Reifen selbst geöffnet ist, sondern bezeichnet die Position des Reifens am Körper. Der Reifen berührt unseren Körper beim Kreisen immer an einer Position und dort bekommt er von innen durch einen Stoß weiteren Schwung. Die gegenüberliegende Innenseite, die nicht berührt wird und am weitesten von uns weg ist, nennt man offene Seite. Bei der Startposition ist also der Reifen direkt am Rücken, was bedeutet, dass an Ihrer Vorderseite, quasi vor dem Bauch, die offene Seite des Reifens liegt.

Halten Sie den Reifen mit beiden Händen rechts und links neben Ihrem Körper fest.

Ich erkläre nun die Grundbewegungen und es hilft sehr, wenn Sie sich diese zuerst mal visualisieren. Um den Reifen in Schwung zu halten, muss er immer wieder von innen von Ihnen angestoßen werden. Das machen Sie immer dort, wo der Reifen gerade Ihren Körper berührt. Folglich bedeutet das, dass Sie beim Hula-Hoop-Training nicht selbst die Hüften kreisen lassen. Viele denken, wir Hula-Hoop-Queens und -Kings würden wild die Hüften schwingen, doch das ist eine optische Täuschung, verursacht durch die kreisenden Begegnungen des Hula-Hoop-Reifens. Tatsächlich bewegen wir uns nur in einer geraden Linie, entweder vor und zurück oder von einer Seite zur anderen.

Wenn Sie also den Reifen erst einmal angestoßen haben, müssen Sie sich danach einfach nur gerade vor- und zurückbewegen, wobei Sie dadurch am Bauch und am Rücken dem Reifen immer einen kleinen Stoß geben, der ihn dann weiter kreisen lässt. Genau so funktioniert es mit Seitwärtsbewegungen. Wenn der Reifen an der rechten Hüfte aufliegt, bewegen Sie Ihren Kör-per ebenfalls nach rechts. Dadurch wird der Reifen nach rechts geschleudert und landet wieder auf der linken Seite an Ihrem Körper. Dann bewegen Sie sich nach links, stoßen den Reifen wie-der an und er fliegt mit der offenen Seite nach links, kommt wieder an der rechten Seite auf den Körper auf und so weiter. Das Bewegungsmuster ist in der Realität viel flüssiger und schwer zu erkennen, doch wenn Sie sich zuerst genau vorstellen, wie der Reifen fliegt, werden Sie es leichter haben zu verstehen, welche Bewegung eigentlich nötig ist, damit der Hula-Hoop-Reifen oben bleibt und schön kreist.

Bei Ihren ersten Versuchen wird dennoch mit größter Wahrscheinlichkeit Folgendes passieren: Der Reifen kreist kurz und fällt dann herunter. Das ist normal und völlig okay, denn beim Hula-Hoop gibt es eine Lernphase, vor allem als Erwachsener. Wichtig zu wissen ist Folgendes: Die Bewegungen, die notwendig sind, damit der Hula-Hoop-Reifen oben bleibt, sich viel winziger und zarter, als die meisten von uns am Anfang denken. Man denkt am Anfang, man müsse sehr viel Kraft aufwenden und den Reifen kräftig anschubsen und sich dann auch sehr schnell bewegen. So ist es jedoch absolut nicht. Die Bewegung ist eher leicht.

Sie sollten sich merken, dass Sie jede Übung immer in beide Richtungen ausführen müssen, um schnell besser zu werden. Lassen Sie auch bei einfachem Training ohne Tricks den Reifen die Hälfte der Zeit jeweils einmal rechts- und einmal linksherum kreisen. Die meisten Menschen haben eine starke Seite, die Ihnen mehr liegt und auch immer etwas leichter fällt. Meiner Erfahrung nach mögen Rechtshänder*innen lieber gegen den Uhrzeigersinn kreisen und Linkshänder*innen drehen den Reifen lieber im Uhrzeigersinn. Da gibt es aber auch Ausnahmen und das ist völlig okay. Und es ist auch völlig okay, wenn Sie damit beginnen, bis Sie sozusagen warm sind. Dennoch üben Sie beides, denn dadurch werden Sie viel eher Kontrolle über den Reifen erlangen und auch die

Muskulatur umfassender aufbauen. Übrigens hilft es vielen Menschen, wenn Sie einen Spiegel haben, dort ihre Haltung kontrollieren und sich bei den Bewegungen zusehen können. Achten Sie nur darauf, dass der Spiegel stets außer Reichweite ist und nicht mit dem Reifen angestoßen werden kann.

Die erste Hula-Hoop-Übung

Um auf körperlicher Ebene zu verstehen, was ich oben beschrieben habe, gibt es eine tolle Übung. Stellen Sie sich mit dem Hula-Hoop-Reifen am Rücken flach aufliegend auf. Schubsen Sie nun den Reifen mit einer Hand an, während die andere Hand loslässt. Bewegen Sie Ihren Kör-per ansonsten gar nicht. Lassen Sie nur den Reifen ein paar Mal um die Taille kreisen und fan-gen Sie ihn dann wieder auf, bevor er in Richtung Boden rutschen kann. Nach ein paar Malen können Sie auch die Augen schließen.

Es geht hierbei darum, dass Sie nachspüren, wo der Reifen sich gerade befindet. Wie bereits erklärt, kreist er um die Mitte und liegt immer irgendwo am Körper auf. Wer nun also spürt, wo sich der Reifen gerade befindet, kann ihm dort einen Schubs geben und ihn so ganz leicht oben halten. Auch das Auffangen des Reifens im richtigen Moment können Sie so üben. Sie bemerken vielleicht, bei dieser ersten Übung geht es darum, ein Körpergefühl zu entwickeln. Das ist bei Hula-Hoop das A und O. Mit einem guten Gespür für den eigenen Körper geht es leichter. Doch wenn Ihnen der Kontakt zu sich selbst bisher nicht so recht gelungen ist, seien Sie nicht traurig. Durch Hula-Hoop und vor allem diese einfache Übung kann man das Körpergefühl sehr gut entwickeln.

Wenn diese Übung klappt und Sie verstanden haben, wie es funktioniert, machen Sie ganz ein-fach den zweiten Schritt und fügen die leichte Stoßbewegung des Körpers hinzu. Und schon sind Sie mittendrin und hoopen wie ein Weltmeister!

Den Reifen oben halten

Nun wollen wir uns aber doch noch damit beschäftigen, wie man es schafft, den Reifen oben zu halten, denn sind wir ehrlich, fällt es den meisten nicht ganz so leicht und bis man diesen Klick-Moment verspürt, wirklich weiß, wie es geht, braucht es einiges an Übung.

VOR UND ZURÜCK IM WIEGESCHRITT

Die Vor- und Rückwärtsbewegung ist eine der absoluten Grundlagen fürs Hula-Hooping. Auch wenn es so aussieht, als würden die Profis ihr Becken sinnlich kreisen lassen, die Bewegung ist tatsächlich eine gerade Linie, wie ich im Kapitel vorher bereits erklärt habe.

Stellen Sie die Füße entweder parallel hüftbreit auf oder einen Fuß leicht vor den anderen. Das Ziel ist, dass Sie eine gute Position finden, in der Sie die Mitte des Körpers vor- und zurückbewegen können. Schultern und auch der Rest des Körpers bleiben dabei eher unbeweglich. Der Wiegeschritt, also voreinander aufgestellte Füße, auf die Sie abwechselnd das Gewicht verlagern, ist auch ideal als Übung für Anfänger geeignet, bei denen Hooping mit parallel gestellten Füßen noch nicht recht klappen will. Beim Wiegeschritt gibt es jedoch einen entscheidenden Nachteil: Je nach Körperform kommt der Reifen schnell in eine Schieflage. Das macht es schwerer, ihn oben zu halten, und vor allem strapazieren Sie dadurch eines Ihrer Hüftgelenke sehr stark, nämlich dasjenige, auf das der Reifen in seiner schiefen Bahn immer trifft.

Trotzdem ist der Wiegeschritt eine gute Übung, um zu starten und ein erstes Erfolgserlebnis zu erreichen. Außerdem ist er die Grundlage, um sich beim Hula-Hoop durch den Raum zu bewegen. Probieren Sie also fleißig alle Variationen der Fuß-Positionen aus, bis Sie etwas gefunden haben, das am Anfang gut für Sie passt. Versuchen Sie auch, den Stand Ihrer Füße etwas zu variieren, stellen Sie sich also mal in einen etwas breiteren Stand oder mit beiden Füßen enger zusammen. Diese kleinen Änderungen können helfen, ein Gefühl fürs Hula-Hoop zu bekommen und nach und nach die Position zu finden, bei der das

Hooping für Sie am besten klappt. Wichtig ist, dass beide Füße mal vorn stehen und auch der Reifen in beide Richtungen kreisen darf, mal schneller und mal gemächlicher. Übung macht den Meister!

SEITLICHE BEWEGUNG

Stellen Sie dazu beide Beine schulterbreit auf. Manchen Sie gern ein paar Trockenübungen, in-dem Sie ohne Reifen mit den Hüften leicht nach rechts und nach links wippen, um ein Gefühl für diese Bewegung zu bekommen. Dann nehmen Sie den Hula-Hoop-Reifen dazu, legen ihn am Rücken an, wieder auf Taillenhöhe, und stoßen ihn mit einer Hand an. Wenn er Ihre Hüfte berührt, bewegen Sie die Körpermitte gegen den Reifen und stoßen ihn so an. Für manche ist die Seitwärtsbewegung etwas schwieriger als die Vor- und Rückbewegung, doch das kommt auch auf den Körperbau an.

Es hilft oft, die Augen zu schließen und abermals in sich hinein zu spüren, um herauszufinden, wo der Hula-Hoop-Reifen gerade ist und wie schnell man sich bewegen sollte, um ihn anzustoßen. Dazu gibt es tatsächlich keine Regel, außer dass bei kleinen Reifen die Bewegung schneller sein muss, bei großen Reifen ist sie langsamer, denn je größer der Reifen, desto länger braucht er, um die kreisende Bewegung um den Körper zu vollziehen, bevor er wieder angestoßen wer-den muss. Aber jeder Reifen ist unterschiedlich und in Kombination mit Ihrem Körper entsteht ein Momentum, dass Sie nur selbst kennenlernen können.

Diese Übung kann zugegebenermaßen sehr frustrierend sein, vor allem wenn es im Wiege-schritt schon klappt. Dennoch sollten Sie dranbleiben, denn es ist völlig normal, dass der Hula-Hoop herunterfällt. Üben Sie nach unseren Trainingsplan, mindestens zweimal in der Woche ein paar Minuten lang. Wenn Sie diese zwei Grundbewegungen gemeistert haben, kann das Training für mehr Fitness und einen flachen Bauch so richtig beginnen und Sie können die Trainingszeit jeden Tag ein wenig mehr steigern.

LAUFEN UND KREISEN – DIE GEGENDREHUNG ODER WIE SIE DEN REIFEN AUFFANGEN

Als Nächstes kommt eine kleine Übung, die viele fast von selbst einbauen. Während der Reifen kreist, bewegen Sie Ihren Körper in die entgegengesetzte Richtung des Reifens. Wenn der Hula-Hoop-Reifen also linksherum dreht, drehen Sie selbst sich nach rechts und ebenso andersherum. Diese Fertigkeit hilft Ihnen nicht nur bei späteren Tricks, sondern ganz praktischerweise auch, wenn der Reifen, obwohl er kreist, immer weiter nach unten rutscht – so können Sie ihn schnell wieder auffangen.

Eine andere Möglichkeit, den Reifen aufzufangen ist, sich schneller zu bewegen. Wenn der Reifen also rutscht, machen Sie Ihre Bewegung zum Anstoßen einfach etwas schneller und der Reifen kommt automatisch wieder weiter nach oben.

ALLER ANFANG IST SCHWER, ZUMINDEST BEIM HOOPING

Ich möchte an dieser Stelle noch ein paar Worte über Motivation und Durchhaltevermögen los-werden, denn mit den obigen Übungen haben Sie tatsächlich schon das Rüstzeug, um ins Hula-Hoop-Training einzusteigen. Mehr brauchen Sie nicht, um regelmäßig zu trainieren und dadurch die Vorteile für Ihre Figur und Ihre Fitness zu ernten. Hooping ist einfach, das ist einer der Vor-teile des Sportes. Einfach zumindest, wenn man erst einmal den Dreh heraus hat, denn es gibt zugegebenermaßen recht viele Menschen, denen Hula-Hoop als Erwachsener schwerfällt. Viele werden dadurch frustriert von dem Sport abgelenkt. Doch ich bin mir sehr sicher, dass wirklich jeder Hula-Hoop lernen kann, wenn er es nur will. Körperliche Gegenanzeigen sind davon aus-genommen. Doch was bei manchen, gerade auch in YouTube-Videos, so einfach aussieht, fällt anderen daheim vor dem Computer furchtbar schwer.

Was also, wenn der Reifen nicht oben bleiben will?

Die Ursachen dafür, dass der Reifen immer wieder heruntergleitet, sind vielfältig. Manchmal liegt es daran, dass die Person zu verkrampft ist und deswegen zu starke Bewegungen macht. Diese werfen den Reifen aus seiner natürlichen Kreisbewegung und sorgen dafür, dass er in Schieflage gerät. Dadurch kann er nicht mehr richtig kreisen und fällt zu Boden. Eine andere häufige Ursache ist, dass man einfach nicht so viel Ausdauer hat. Wenn Sie bis jetzt immer nur ein paar Mal hoopen können und der Reifen dann herunterfällt, kann es gut sein, dass Ihre Bewegungen ungleichmäßig werden und Sie aus dem Takt kommen. Damit werfen Sie den Reifen auch aus der Bahn. Hier hilft nur zu üben, denn Ihre Kondition wird sich mit Sicherheit verbessern.

Ein weiterer möglicher Grund ist, dass Sie versuchen, die Hüften zu kreisen, weil es von außen so aussieht, als ob die Fortgeschrittenen es so machen würden. Lesen Sie noch einmal das vorherige Kapitel, dort wird genau erklärt, wie die Bewegung des Körpers sein muss, um den Reifen anzustoßen und in der Luft zu halten. Nicht mit der Hüfte kreisen, sondern immer in gera-der Linie vor und zurück oder von rechts nach links, denn das Kreisen übernimmt der Reifen. Noch eine Schwierigkeit ist, wenn der Reifen zu groß oder zu schwer ist. Es stimmt zwar, dass es mit einem großen Durchmesser einfacher ist, doch das gilt nur bis zu einem bestimmten Punkt. Versuchen Sie es bei Ihrer Auswahl also erst einmal mit einem Reifen am unteren Ende des für Sie vorgeschlagenen Durchmessers oder mit unterschiedlichen Modellen. Manche Menschen kommen nicht mit jedem Hula-Hoop zurecht und müssen den, der zu ihnen passt, erst finden. Apropos: Jeder Reifen ist anders und auch, wenn es mit einem funktioniert, kann ein anderer Reifen Sie im Training zurückwerfen. Lassen Sie sich davon nicht entmutigen, denn die Ab-wechslung macht auch Spaß und fordert Ihre Muskulatur immer anders.

Ich weiß nur zu gut, dass der Anfang frustrierend sein kann. Doch seien Sie gewiss, Sie sind mit dem Gefühl nicht allein. Auch bekannte Influencer haben wieder und wieder geübt. Eventuell sehen Sie das nicht, denn die Umstände hinter den Kulissen sind für uns vor dem Bildschirm nicht immer transparent dargestellt, dennoch ist es so.

Versuchen Sie, den Hula-Hoop-Reifen als eine Freundin oder eine Lehrerin zu begreifen. Sie kann Ihnen einiges über Ausdauer und Hingabe beibringen, wenn Sie sie lassen. Für viele Menschen ist Hooping weitaus mehr als ein Mittel für einen flachen Bauch. Es ist nichts verkehrt an dem Wunsch, sportlich zu sein, aber der Weg ist dennoch entscheidend. Hula-Hoop kann ein Teil des Weges sein, der zu mehr Körperwahrnehmung führt, denn der Reifen lässt sich nicht täuschen. Wenn man sich verspannt, klappt es nicht mehr. Und oft ist der wahre Grund, warum der Reifen nicht oben bleiben will, kein physikalisches Problem, sondern ein Hinweis auf unser Verhältnis zum eigenen Körper.

Es geht hier oft um mehr, nämlich um die Herangehensweise und darum, ob man Spaß an der Sache selbst hat oder unbedingt etwas absolvieren möchte. Ich möchte, dass Sie sich vorstellen, wie Kinder Hula-Hoop machen. Glauben Sie wirklich, dass es bei einem Kind sofort funktioniert? Ich glaube das eher nicht. Der Unterschied zu uns Erwachsenen ist nur, dass ein Kind spielerisch an die neue Aktivität herangeht und sich nichts daraus macht, wenn der Reifen herunterfällt. Es bedeutet nichts, denn es geht um Spaß und Vergnügen. Wenn es keine Lust mehr hat, legt es den Reifen weg und spielt am nächsten Tag wieder damit, ohne sich Vorwürfe zu machen. Da-von sollten wir lernen, auch wenn wir uns sportlich betätigen wollen. Seien Sie bei diesem Sport bitte nicht zu streng mit sich. Wenn Sie nichts zu erzwingen versuchen, dann wird es viel eher funktionieren.

Man hat als Erwachsener aber seine Ziele und nur begrenzte Zeitfenster für Sport und Bewegung zur Verfügung, mögen Sie dagegenhalten. Sie möchten abnehmen und eine schlanke Taille bekommen, sich nicht mit ineffizientem Training aufhalten. Der entspannte Umgang ist im Sport leider selten, doch ich bin davon überzeugt, denn wer entspannt und mit Spaß etwas lernt, wird damit positive Gefühle verbinden und lange dabeibleiben.

Tatsächlich ist die Hauptursache für abgebrochenen Diäten und Misserfolge beim Abnehmen, dass die Abnehmwilligen nicht durch-halten. Von daher ist es logischerweise doch sinnvoller, langsam zu starten und eine Bewegungsform zu finden, die man jahrelang mit Freude praktiziert, anstatt sich zu stark anzutreiben und dann wieder aufzugeben. Also bleiben Sie locker in den Hüften und im Kopf, denn nur so kann man Hula-Hoop richtig lernen. Und ich bin überzeugt, dass Hooping uns so wichtige Lebensweisheiten eröffnet. Bleiben Sie bei Ihrer individuellen Reise und achten Sie dabei nicht auf die vermeintlich schnelleren Erfolge anderer. Es gibt nur Sie und Ihren Reifen und jede Hula-Hoop-Session ist wertvoll, auch wenn sie nicht den gesetzten Erwartungen entspricht.

MÖGLICHE FEHLER, WENN DAS HOOPEN NICHT FUNKTIONIERT

- **Kein Körperkontakt beim Anschubsen** – der Reifen muss direkt am Rücken aufliegen, um den richtigen Schwung zu bekommen.
- **Die Reifengröße** – je kleiner der Reifen, desto mehr muss man sich bewegen und wird schneller müde. Zu große Reifen machen es dem Anfänger aber ebenso schwer.
- **Die falsche Position** – der Reifen soll immer auf Ihrer Taille liegen, nicht direkt am Rippenbogen und auch nicht am Po, sondern tatsächlich an der schmalsten Stelle, denn nur so nutzt man seine natürliche Körperform aus, wo der Hula-Hoop-Reifen leicht kreisen kann.
- **Fehler beim Anschubsen** – der Reifen muss ganz waagerecht liegen und sollte nicht schon beim Start ins Schlingern geraten. Nicht vergessen, mit der gegenüberliegenden Hand loszulassen.
- **Zu schnelle oder zu langsame Drehung** – der Reifen sollte beim Anschubsen drei- oder viermal ganz von selbst um die Hüfte kreisen, sonst ist er zu schnell oder zu langsam und bleibt nicht oben. Üben Sie das ruhig vorher mit geschlossenen Augen.
- **Der Rhythmus**– vielleicht klappt es kurz, aber dann fällt der Reifen herunter. Schließen Sie dann die Augen, um zu spüren, wo der Reifen auf dem Körper landet. Dort müssen Sie den Reifen mit einer geraden Bewegung nach außen wieder anstoßen.
- **Erschöpfung** – wenn das Hooping schon recht gut klappt, Sie sich aber immer weniger bewegen, weil Sie müde werden, liegt das an mangelndem Durchhaltevermögen. Hier hilft nur, weiter zu üben.
- **Kreisbewegungen** – wenn Sie keine geraden Bewegungen mit dem Körper machen, sondern versuchen, mit der Hüfte zu kreisen, werfen Sie den Reifen aus der Bahn. Denken Sie daran, die Kreise macht der Reifen und Sie bleiben in der Mitte stabil.

- **Der Oberkörper ist nicht gerade** – nicht nur der Reifen fällt dadurch schneller, die Haltung ist anstrengend und verkrampft, was sehr unangenehm ist.

- **Mangelndes Körpergefühl** – Sie spüren weder die eigenen Bewegungen noch die Berührung des Reifens. Versuchen Sie, mit einem Spiegel zu üben, den Sie in sicherem Abstand aufstellen. Abwechselnd dazu schließen Sie die Augen beim Üben, um mehr zu spüren. Auch Atemtechniken und Meditation sind großartige Hilfen.

- **Sie geben zu schnell auf** – Hula-Hoop-Training braucht Zeit und Durchhaltevermögen. Lassen Sie sich niemals entmutigen, denn das stärkt nicht nur auf körperlicher Ebene, sondern auch mental.

Hula-Hoop-Tricks

IM KREIS DREHEN

Die erste Übung ist nicht nur schön anzusehen, sondern auch ein guter Trick, um den Reifen wieder weiter nach oben zu bringen, wenn er sich mal wieder Richtung Boden bewegt. Ich habe sie im vorherigen Kapitel schon kurz beschrieben: Sie drehen sich in eine Richtung um die eigene Achse, während der Reifen in die gegenläufige Richtung um die Mitte kreist. Ohne die Bewegung mit der Hüfte einzustellen; wir erinnern uns: gerade vor- und rückwärts oder von einer Seite zur anderen. Beginnen Sie nun mit kleinen Schritten in die entgegengesetzte Richtung, in die der Hula-Hoop-Reifen kreist. Nach und nach können die Schritte dann größer und werden. Nehmen Sie auch die Arme nach oben, hoch über den Kopf. Experimentieren Sie mit der Richtung, üben Sie immer in beide Richtungen und experimentieren Sie mit der Geschwindigkeit. So lernen Sie nach und nach, mehr Kontrolle über den Reifen zu bekommen.

SHIMMY

Dieser Trick ist dazu da, den Reifen aufzufangen. Er sieht aber auch sehr gut aus. Wenn der Reifen an Ihnen herunterzurutschen beginnt, neigen Sie die Knie, bis Sie beinahe in der Hocke sind. Mit raschen Schüttelbewegungen, die aus dem Standardtanz als Shimmys bekannt sind, bewegen Sie nun die Hüfte schnell und rhythmisch auf einer Seite. So erreichen Sie, dass der den Hula-Hoop-Reifen wieder auf die Taille zurückkommt und Sie können sich wieder aufrichten und mit normalem Waist-Hooping weitermachen.

RICHTUNGSWECHSEL UND ANHALTEN

Beginnen Sie mit normalem Waist-Hooping auf der Taille, sodass sich der Reifen linksherum dreht. Legen Sie nun, wenn Sie den Reifen anhalten wollen, Ihren linken Daumen diagonal vor den Körper. Der Hula-Hoop-Reifen soll bei seiner Bewegung über den Daumen kreisen. Wenn Sie den Reifen auf dem Daumen spüren, greifen Sie ihn locker, gehen aber noch ein Stück mit der Bewegung mit. Zum Anhalten sollten Sie die Position wählen, in der Ihr Ellenbogen dicht am Körper liegt und der Unterarm parallel zum Boden liegt. Hier stoppen Sie den Reifen mit der am Reifen liegenden linken Hand.

Um einen Richtungswechsel zu machen, nutzen Sie den Schwung in die Gegenrichtung aus.

Üben Sie immer in beide Richtungen, rechtsherum funktioniert die Übung genauso, wobei Sie auch mit rechts den Reifen vor dem Bauch greifen.

ARM- UND SCHULTERTRAINING

Um aus dem Training ein erfolgreiches Ganzkörper-Work-out zu machen, sollten wir die Arme nicht vergessen. Während der Hula-Hoop-Reifen um die Taille kreist, können Sie gut die Arme trainieren, indem Sie sie einfach zu jeder Seite ausstrecken. Noch wirksamer wird es mit sogenannten Pulses, das sind kleine schnelle Bewegungen. Entweder man bewegt die Arme nach oben und unten, als hätte man Flügel statt Arme und wollte losfliegen, oder man bewegt sie in kurzen, schnellen Bewegungen vor und zurück.

Um die Schultern zu trainieren, ziehen Sie die ausgestreckten Arme möglichst weit in einer waagerechten Linie nach hinten. Sie werden schnell spüren, wie sich die Schulten anspannen und Sie sollen diese bewusst zusammenpressen. Achten Sie jedoch darauf, die Schultern bei diesen Übungen unten zu lassen und niemals hochzuziehen. Auch der Nacken soll gerade und aufrecht bleiben.

Auch die Brustmuskulatur wollen wir nicht vergessen. Man kann sie gut trainieren, indem man die Arme vor sich ausstreckt und in kleinen Bewegungen immer abwechselnd übereinander schiebt. Das ist vergleichbar mit den oben beschriebenen seitlichen Pulses, nur findet die Bewegung vor dem Körper statt. Im Anschluss pressen Sie die Handflächen mit ausgestreckten Armen zusammen. Pressen Sie dabei, so fest Sie können, und halten Sie sie mehrmals für je 3 Se-kunden. Dann legen Sie noch die Handfläche wie in Gebetshaltung vor der Brust zusammen, wobei die Fingerspitzen nach oben zeigen. Drücken Sie auch hier möglichst fest und achten Sie darauf, dass Sie fühlen, wie sich die

Brustmuskulatur anspannt. Nicht nur für Männer sind diese Übungen sinnvoll, sondern gerade auch für die Leserinnen, denn eine starke Brustmuskulatur hilft nicht nur bei der Haltung und entlastet den restlichen Rumpf, sondern macht auch einen schönen, leicht gehobenen Busen.

HAND-HOOPING – TRAINING MIT HÄNDEN UND ARMEN

Es gibt noch eine gute Möglichkeit, die Arme zu trainieren. Dazu lassen Sie den Reifen einfach an den Armen oder Händen kreisen. Durch das Gewicht des Reifens und die Notwendigkeit, immer mit kleinen Bewegungen gegenzuhalten, werden Arme und Schultern gekräftigt. Achten Sie auch hier darauf, niemals die Schultern hochzuziehen, und üben Sie immer in beide Richtungen und auf beiden Seiten.

Man halte für diese Übung eine Hand vor oder über sich ausgestreckt und spreize den Daumen ab. Das ist die Handhaltung, die gleich bei der Übung gebraucht wird. Nun nimmt man den Reifen in die Hand und beginnt, ihn um die Handfläche zu drehen, während der abgesteckte Daumen auf der anderen Seite des Reifens liegt und quasi als Stopper dient. Die Position des abgespreizten Daumens ist wichtig, denn dieser sorgt dafür, dass der Hula-Hoop nicht näher an Sie heranrutscht und womöglich am Ende an Ihrem Handgelenk oder Ellenbogen kreist. Solange Sie auf den Daumen achten, wenn der Reifen vor dem Gesicht oder über dem Kopf kreist, sind Sie vor Unfällen gut geschützt. Ich würde Ihnen diese Übung auch gleich am Anfang des Trainings mit Hula-Hoop-Reifen ans Herz legen, denn sie ist ideal, um ein Gefühl für den Reifen und den notwendigen Schwung zu bekommen.

Um den Reifen zu stoppen, kann man ihn während der Drehung einfach fest mit Daumen und Hand umfassen und so mit sicherem Griff stoppen. Achten Sie jedoch darauf, mit den schweren Reifen nicht zu lange an den Händen zu üben, da Sie sonst die feinen Muskeln und Sehnen der Finger zu stark beanspruchen könnten.

Als Nächstes können Sie beide Hände zum Drehen des Hula-Hoop verwenden, indem Sie die Handposition vor sich oder über Ihrem Kopf genauso beibehalten, jedoch beide Hände mit den Handflächen zusammengelegt einsetzen. Lassen Sie nun den Reifen kreisen. Variieren Sie diese Übung noch mehr, indem Sie immer eine Hand aus dem Reifen ziehen und diese dann wieder an die andere legen. Eine weitere Abwandlung ist, während der Drehung die Armposition zu wechseln, sodass einer oder beide Arme erst vor Ihnen ausgestreckt sind und Sie sie dann mit kreisendem Hula-Hoop über den Kopf oder zur Seite bewegen.

Wiederum mit einer Hand können Sie das Hand-Hooping an der Seite vollführen. Wenn man den Reifen auf einer Seite kreisen lässt, nutzt man am besten auch mal den ganzen Arm, beinahe bis zur Schulter darf der Reifen dann wandern. Dadurch dass der Reifen in seiner Bewegung von Ihrer Körperseite gebremst wird, sind Sie eher geschützt, davor dass er gegen Ihr Gesicht fliegt und darum ist das Kreisen am ganzen Arm sicherer, wenn dieser seitlich ausgestreckt ist. Diese Übungen sehen nicht nur toll aus, sie trainieren auch sehr effektiv die Arme und Schultermuskulatur und massieren die Faszien, da man das Gewicht der Arme sowie den kreisenden Reifen halten muss. Muskelkater ist zu Beginn fast vorprogrammiert, dafür bekommt man aber bei regelmäßiger Übung auch schön definierte und schlanke Arme.

FINGERÜBUNGEN

Mit der folgenden Übung verschlanken Sie nicht nur direkt die Taille, sondern stärken sich auch mental während des Trainings.

Beginnen Sie mit normalem Waist-Hooping und halten Sie die Arme vor sich für diese Konzentrationsübung. Versuchen Sie, mit dem Daumen rhythmisch nacheinander die restlichen Finger-spitzen der Hand zu berühren. Alternativ spreizen Sie die Finger in der Mitte und legen dann wieder Mittel- und Ringfinger zusammen, während die anderen abgespreizt sind. Schon ohne einen kreisenden Reifen oben halten zu müssen, sind diese Fingerübungen nicht einfach. Alle Übungen, die die Fingerfertigkeit trainieren und zum Beispiel auch fürs Klavier- und Gitarre-Spielen dienen, sind eine hervorragende Ergänzung zum Hula-Hoop-Training. So können Sie sich mental stärken, indem Sie das Gehirn trainieren sowie die Hand-Augen-Koordination.

BECKENBODENTRAINING

Hula-Hoop ist ideal zur Rückbildung nach der Schwangerschaft geeignet. Sie sollten nach der Geburt auf jeden Fall so lange warten, bis alle Geburtsverletzungen gut verheilt sind und auch nochmals mit einem Arzt oder einer Ärztin sprechen, bevor es losgehen kann. Wenn Sie so weit sind, ist Hula-Hoop ideal, um den Bauch fix wieder in Form zu bringen, denn Hula-Hoop-Training strafft den Bauch und massiert sanft die nach einer Geburt traumatisierte Region. Wenn Sie mögen, kann auch noch ein effektives Beckenbodentraining integriert werden. Entweder versucht man es mit bewusster Anspannung der Beckenbodenmuskulatur beim Training oder geht noch einen Schritt weiter und kauft spezielle Kugeln, Liebeskugeln oder auch Yoni-Ei genannt. Diese sind meist aus Metall, hautfreundlichem Plastik oder Edelsteinen und werden mit unterschiedlichem Gewicht und in unterschiedlicher Größe und Durchmesser angeboten. Sie können die Kugel in die Scheide einführen und müssen diese dann allein mit der Beckenboden-muskulatur innen halten. Das kann mitunter sehr schwer sein, vor allem bei kleinen Kugeln mit großem Gewicht.

Beim Hooping wird das oben beschriebene Beckenbodentraining nochmals schwieriger, da Sie auch noch den Bauch anspannen müssen, um den Reifen oben zu halten. So wird die so wichtige Muskelgruppe im Becken gestärkt – das Training hilft auch, einer Blasenschwäche vorzubeugen und die Rückbildung zu beschleunigen. Denken Sie aber bitte immer daran, dass Sie während der Schwangerschaft kein Hula-Hoop-Training machen sollten.

HOOPING MIT DEN BEINEN – LEG-HOOPING

Das, was wir vorher immer verhindern wollten, nämlich dass der Reifen sich an den Beinen dreht, sollten Sie mit ein bisschen mehr Übung als tollen Trick bewusst einsetzen. Lassen Sie den Reifen kontrolliert langsamer werden, sodass er in Richtung der Knie rutscht. Das Ziel ist, den Reifen ungefähr eine Handbreit über den Knien wieder einzufangen und dort kreisen zu lassen. Dazu müssen die Füße eng zusammenstehen und die Knie dicht zusammengepresst sein. Geben Sie Schwung, indem Sie die leicht gebeugten Knie schnell vorwärts und rückwärts bewegen. Wippen Sie auf den Füßen hin und her und halten Sie die

Knie dabei stets gebeugt, niemals durchdrücken. Die Bewegung ist vergleichbar mit der Bewegung, die man machen würde, wenn man in die Hocke geht und dann aufspringt.

Und den Reifen danach wieder auch die Hüfte zu bringen, müssen Sie ein Bein vom anderen lösen und die Kreisbewegung des Reifens noch schneller werden lassen. Dazu mit dem Bein kurz und schnell Taps ausführen, also kleine Tippschritte. Stellen Sie sich die Bewegung vor wie ein kleines Kind, das wütend auf den Boden aufstampft. Es hilft, sich dabei um die eigene Achse zu drehen, um den nötigen Schwung zu bekommen. Ich weiß, diese Übung klingt kompliziert, dennoch ist es ganz leicht. Denken Sie daran, je langsamer der Reifen ist, desto weiter bewegt er sich nach unten. Je schneller er kreist, desto höher steigt er am Körper hinauf. Variante 2 ist deswegen noch einfacher: Um den Reifen wieder Richtung Hüfte und Bauch anzuheben, müssen Sie von den Knien aus die Vor- und Rückwärtsbewegungen einfach nur beschleunigen und der Hula-Hoop-Reifen wandert wie von Zauberhand selbst hinauf.

SCHULTERHOOP

Während der Reifen um den Bauch kreist, heben Sie beide Arme und führen sie dann innerhalb des Reifens wieder eng zum Körper hinab. Der Reifen gleitet so hinauf bis zur Schulter und Sie müssen nun statt der Taille den Oberkörper einsetzen, um ihn um die Schultern herum kreisen zu lassen. Es ist recht schwierig für Anfänger und Anfängerinnen, das richtige Timing zu finden, sodass der Reifen nicht in seinem Fluss gestört wird, wenn man die Arme an den Körper anlegt. Versuchen Sie es erst mit einem Arm und dann dem anderen. Beide Arme zur gleichen Zeit in den kreisenden Reifen zu manövrieren, ist schon eine fortgeschrittenere Version der Übung. Trotz der Schwierigkeit ist dies ein toller Trick, der nach mehr aussieht! Achten Sie darauf, die Schultern nicht hochzuziehen, sondern unten zu lassen. So verhindern Sie auch, dass der Reifen Richtung Hals wandert. Das kann schnell passieren und ist schmerzhaft und nicht gut für die Halswirbelsäule, wenn Sie mit einem schweren Fitness-Hula-Hoop-Reifen üben. Als Vorsichts-maßnahme empfehle ich für diese Übung ausschließlich die leichten Hoop-Dance-Reifen zu verwenden.

RICHTUNGSWECHSEL (BREAK AND REVERSE)

Während der Reifen um Ihre Hüfte kreist, ist immer eine Stelle des Körpers mit der Innenseite des Reifens verbunden. Die gegenüberliegende Hälfte des Reifens ist am weitesten von Ihrem Körper entfernt. Wir nennen diesen weiter vom Körper entfernten Abschnitt des Reifens die offene Seite. Bei Hula-Hoop-Tricks ist das Timing ein wichtiger Faktor. Sie sollten wissen, besser gesagt spüren, wo der Reifen gerade Ihren Körper berührt, damit Sie ihn richtig abfangen können und Timing entwickeln.

Für den folgenden Trick suchen wir nun den Moment, an dem der Reifen die Hüfte berührt. Ziel ist es nämlich den Reifen in seinem Fluss zu stoppen und ihn in die andere Richtung zu senden. Ich empfehle, dass Sie zur Vorbereitung einige Male mit geschlossenen Augen hoopen und dabei genau nachspüren, wo sich der Reifen gerade befindet.

Wenn der Reifen sich von Ihrem Rücken zur Hüfte bewegt, ist es Zeit, auf der gegenüberliegen-den Seite den Arm außerhalb des Reifens eng an den Körper zu pressen. Wenn Sie rechtsherum hoopen, stoppen Sie den Reifen mit dem rechten Arm, wenn Sie linksherum hoopen, stoppen Sie den Reifen mit dem linken Arm. Der Reifen ist dabei zwischen dem Körper und dem Arm eingeklemmt. Es braucht ein bisschen Übung, bis das Timing stimmt, stellen Sie sich darauf ein. Bei diesem Trick wird viel Schwung und Bewegungsfreiheit im Raum benötigt, denn nun kommt der spannendste Teil: Sie stoppen den Reifen in seiner Bewegung mit dem Arm, der außen aufliegt. Und mit dem Schwung der Gegenbewegung und mithilfe des Arms stoßen Sie den Reifen nun wieder in die entgegengesetzte Richtung.

Dann heben Sie den Arm und lassen den Reifen andersherum um die Hüfte kreisen. Vergessen Sie nicht, sich dabei weiterhin rhythmisch vor und zurück oder von rechts nach links zu bewegen, damit der Reifen nicht herunterfällt. Üben Sie wie immer in beide Richtungen. Wenn das klappt, kann der Richtungswechsel direkt aufeinanderfolgend mit beiden Armen ausgeführt werden, was besonders spektakulär aussieht.

SCHULTERHOOPING MIT RICHTUNGSWECHSEL – BREAK AND REVERSE

Es gibt viele Variationen des oben beschriebenen Break and Reverse. Viele davon werden Sie auf eigene Faust später selbst entdecken, wenn Sie weiter üben und lernen, sich freier zu bewegen. Einen sehr einfachen Trick will ich aber noch erklären, da er hilft, ein besseres Verhältnis zu Ihrem Reifen aufzubauen und Ihnen das Gefühl von Flow und Kontrolle schnell vermittelt.

Beim Schulterhooping, bei dem die Arme innerhalb des Reifens liegen, beugen Sie einfach beide Ellenbogen und fangen den Reifen mit der Handfläche an der Außenseite des Reifens ab. So gestoppt, geben Sie einen kräftigen Schubs in die entgegengesetzte Richtung. Sie können dann mehrmals kreisen lassen oder direkt mit der anderen Hand auffangen und wieder die Richtung wechseln. Schon haben Sie einen der ersten und einfachen Break-and-Reverse-Tricks gemeistert! Dabei nicht vergessen, die Schultern entsprechend zu bewegen und trotzdem nicht hoch-zuziehen.

LASSO

Variation 1 - upward

Starten Sie damit, den Reifen rechtsherum um die Taille kreisen zu lassen. Greifen Sie nun mit der linken Hand von außen den Reifen und ziehen Sie gleichzeitig den Arm nach oben. Der Reifen sollte gerade in der Kreisbewegung an der linken Hüfte aufliegen, wenn Sie ihn sich schnappen. Führen Sie die Hand nah am Körper von der linken Hüfte zur rechten Schulter und in dieser Richtung weiter bis über den Kopf. Öffnen Sie dort die Hand, sodass der Reifen als Lasso weiterkreisen kann.

Wie der Reifen oben festgehalten wird, erkläre ich bei der Übung Hand-Hooping genau. Wichtig ist, den Daumen als Stopper einzusetzen. Ich empfehle, dass Sie mit der starken Hand, normalerweise ist es Ihre Schreibhand, als Führungshand starten. Dementsprechend würden Sie als Linkshänder*in damit beginnen, den Reifen rechtsherum kreisen zu lassen und ihn dann mit der linken Hand nach oben zu führen. Als Rechtshänder*in würden Sie den Reifen nach links kreisen lassen und dann mit der rechten Hand nach oben bringen. Wenn das klappt, üben Sie auch mit der schwachen Hand weiter. Es hilft, wenn Sie den ganzen Körper in kleinen Schritten mit in die Drehrichtung bewegen, während Sie den Reifen hinaufziehen.

Variation 2 – downward

Vom Hand-Hooping über Kopf, also der Übung, bei der Ihr Hula-Hoop-Reifen über Ihrem Kopf auf einer Hand kreist, soll es nun wieder herunter zur Taille gehen. Schauen Sie dazu nach oben und führen Sie die freie Hand durch die Öffnung des Reifens. Gleichzeitig ziehen Sie die andere Hand mit dem Reifen von der Position über Ihrem Kopf zur gegenüberliegenden Hüfte. Etwa auf Höhe des Bauchnabels drücken Sie den Reifen nun nach vorn, sodass er sich um die Taille herumbewegt und Sie ihn dann wieder zum Kreisen mit dem Bauch anstoßen können. Die Arme halten Sie nun beide über dem Kopf. Fangen Sie auch hier mit der starken Hand an und trainieren Sie erst danach die schwächere Hand. Um die Übung vollkommen zu meistern, wechseln Sie das downward- und das upward-Lasso ab.

SPHÄRE

Strecken Sie beide Arme vor sich aus. Bei diesem Trick ist es wichtig, darauf zu achten, dass die Arme den Hula-Hoop-Reifen stets so weit von Ihrem Gesicht entfernt halten, dass Sie sich im Schwung nicht selbst verletzen können.

Legen Sie eine Hand auf die Oberseite des Reifens, die andere Hand auf die Unterseite. Beginnen Sie nun damit, den Reifen zwischen den Fingern zu drehen. Dazu setzen Sie am besten alle Finger ein und halten den Reifen nur leicht fest. Wenn das so weit klappt, verändern Sie die Position, also drehen Sie den Reifen seitlich, direkt vor sich oder über dem Kopf. Vom Hand-Hooping zu dieser Variation der Sphäre und wieder zurück zu wechseln, ergibt übrigens einen schönen Flow.

HAND-ISOLATION

Isolation bedeutet, dass Sie den Reifen für einen kurzen Moment halten, ohne ihn zu kreisen. Dadurch sieht es für Beobachter aus, als würde der Reifen in der Luft schweben.

Greifen Sie den Hula-Hoop-Reifen locker mit einer Hand von innen an der Unterseite. Dabei stehen Sie gerade, aufrecht und locker. Ein Spiegel hilft auch sehr bei dieser Übung. Das Ziel ist, dass sich der Reifen in seiner Position nicht bewegt. Er kreist zwar, doch es sieht aus, als ob er vor Ihnen in der Luft steht.

Starten Sie die Bewegung, indem Sie den Reifen drehen. Sie bewegen dazu eine Hand in Richtung des Daumens dieser Hand und folgen dem Kreis des Reifens, bis Sie ganz oben angekommen sind. Oben wechseln Sie die Hand und greifen mit der anderen Hand von innen in den Reifen. Nun folgen Sie mit dieser Hand dem Kreis des Reifens, bis die Hand wieder unten angelangt bist. Dort können Sie wieder die Hand wechseln für einen Flow.

Wenn Sie sich bereits sicherer fühlen und die oben beschrieben Übung so schon klappt, spielen Sie ein bisschen mit der Geschwindigkeit und wechseln die Hände flüssig. Zum Schluss können Sie noch Schritte und Tanz-Moves mit den Füßen einbauen, damit Ihre Hand-Isolation absolut jeden Zuschauer umhaut.

ORBIT

Halten Sie den Reifen vor sich, sodass Sie hindurchschauen können, also parallel zum Körper. Greifen Sie nun mit beiden Händen ungefähr auf Schulterhöhe innen in den Reifen hinein. Die Unterseite des Reifens liegt nun an Ihrem Bauch auf, er ist ganz leicht vom Kopf weggekippt. Rollen Sie nun den Reifen Richtung Hüfte, indem Sie den entgegengesetzten Arm über den Kopf heben. Rollen Sie den Reifen weiter in die gleiche Richtung, sodass er dann am Rücken aufliegt und dann an der anderen Hüfte, wobei Sie wieder den entgegengesetzten Arm über dem Kopf heben. Die Hände bleiben ständig an derselben Position am Reifen und der Reifen sieht dabei aus, als würde er vertikal in der Luft schweben. Es erfordert etwas Übung, bis der Reifen sich flüssig dreht. Vor allem, wenn Sie die Übung schneller auszuführen lernen und sich gleichzeitig mit den Füßen um die eigene Achse drehen, ist dieser Tick unglaublich spannend anzuschauen.

VERTICAL FOLD

Greifen Sie mit einer Hand locker in den Reifen, wobei Sie den Reifen oben anfassen und die Handfläche ebenfalls nach oben zeigt. Stellen Sie sich vor, Ihre Hand sei ein Haken, an dem der Reifen hängt. Die Arme sollten ausgestreckt sein und weit vom Körper entfernt, denn Sie müssen nun den Reifen einmal um sich selbst drehen. Sie können den Arm nach vorn ausstrecken oder zur Seite, beides sieht als Variation sehr schön aus.

Drehen Sie nun die Handfläche nach unten. Dadurch dreht sich der Reifen einmal um sich selbst. Greifen Sie mit der Hand dann von oben den Reifen fest, um ihn zu halten. Dabei liegt die Hand-fläche nach unten, zum Boden zeigend auf der Oberseite des Reifens. Dieser Trick funktioniert auch in die andere Richtung, indem Sie die Handfläche nun wieder nach oben drehen. Ihre Hand liegt dabei die ganze Zeit am obersten Punkt des Reifens.

Denken Sie daran, nicht nur Ihre Lieblingsseite zu trainieren, sondern immer rechts und links zu üben!

HORIZONTAL FOLD

Greifen Sie mit beiden Händen in den Reifen, sodass diese nebeneinander liegen. Ihre Ellenbogen sind dabei durchgestreckt und der Reifen wölbt sich parallel zu Ihnen gerade nach oben, sodass Sie hindurchschauen können wie durch ein rundes Fenster. Beginnen Sie nun, beide Arme zu heben, und lassen Sie den Reifen dabei kontrolliert von sich weg nach unten kippen. Halten Sie den Reifen in dieser Position gut fest.

Auch andersherum klappt das gut. Kippen Sie dazu den Reifen mit Schwung wieder nach oben und halten Sie ihn gut fest, wenn er wieder in der Ausgangsposition ist. Wenn es mit zwei Händen gut funktioniert, üben Sie mit jeder Hand einzeln. So trainieren Sie vor allem die Muskulatur in den Armen und auch in den Fingern.

VORTEX

Sehr ähnlich zur vorangegangenen Übung des Lassos, aber mit mehr Tempo, versuchen wir nun den Vortex.

Der Hula-Hoop-Reifen kreist dabei rechtsherum um die Hüfte. Führen Sie die linke Hand an Ihren Rücken, während die Öffnung des Reifens am Bauch ist. Die Hand ist dabei geöffnet und die Außenseite liegt auf dem Rücken auf. Die Innenfläche der Hand zeigt nach hinten und ist geöffnet, der Daumen abgespreizt. Wenn der Reifen in seiner Kreisbewegung am Rücken ankommt, schließen Sie Ihre Finger um den Reifen und ziehen dabei den Arm nach oben und nach vorn. Dieser Trick läuft in der ersten Hälfte sehr ähnlich zum Richtungswechsel ab, nur dass Ihre Hand den Reifen hinter dem Rücken statt vor dem Bauch einfängt.

Beim Hochziehen des Reifens ist Ihr Arm zuerst noch gebeugt und öffnet sich erst, wenn Ihr Ellenbogen ungefähr Ihre Kopfhöhe erreicht hat. Die linke Hand liegt bei der Aufwärtsbewegung innen am Reifen. Oben angekommen, drehen Sie Ihre linke Hand einmal, wie bei der Übung Horizontal Fold, sodass sie dann außen am Reifen liegt. Gleichzeitig fassen Sie mit der rechten Hand direkt neben die linke, aber innen in den Reifen. Führen Sie nun die rechte Hand wieder herunter zur rechten Hüfte. Lassen Sie dort den Reifen los, sodass er an Ihrem Rücken erneut zum ersten Mal aufkommt und Sie ihn dort für normales Waist-Hooping anschubsen können.

Variation: Flowing Vortex

Anstatt am Ende wieder ins Waist-Hooping überzugehen, gibt es auch die Möglichkeit, Ihre rechte Hand bereits am Rücken anzulegen und zu warten, bis der Reifen dort ankommt. Wenn Sie nun direkt wieder zugreifen, können Sie ohne Pause einen weiteren Vortex anschließen.

Die Beschreibung des Tricks mit rechtsherum kreisendem Reifen ist für Linkshänder*innen einfacher, als Rechtshänder*innen üben Sie zuerst spiegelverkehrt. Aber wie immer: Trainieren Sie beide Seiten, das stärkt Sie sowohl körperlich als auch mental.

ELBOW-HOOPING

Stellen Sie sich locker auf und strecken Sie den Arm im 90-Grad-Winkel zur Seite aus. Beugen Sie dann den Arm am Ellenbogen und legen Sie den Reifen auf den gebeugten Arm. Stoßen Sie ihn mit der anderen Hand an und geben Sie leichte Stöße mit dem Oberarm, um den Reifen kreisen zu lassen. Dieser Trick funktioniert in beide Richtungen und mit beiden Armen.

Wenn die Reifenöffnung vorn ist, versuchen Sie nun, Ihren Arm ganz auszustrecken, indem Sie die Hand durch die offene Seite führen, ohne den Reifen in seinem Fluss zu behindern. Nun kreist er nur noch auf dem Oberarm. Beugen Sie dann bei der nächsten Öffnung, also wenn der Reifen an der Rückseite des Oberarms aufliegt, den Arm wieder, um zur Ausgangsposition zu gelangen.

Wie man sich motiviert, dranzubleiben

Ich weiß selbst sehr genau: Die Lernkurve beim Hooping ist nicht gerade einfach durchzuhalten. Natürlich gibt es auch diejenigen unter uns, die es sofort hinkriegen, aber dennoch ist das eher eine Ausnahme. Und vor allem sollten Sie, wie ich immer wieder erwähnt habe, als Anfänger*in nur kurz trainieren. Dabei hat man oft das Gefühl, kaum trainiert zu haben und nichts, oder besser gesagt kaum, etwas für die Figur getan zu haben, wenn man nach 5 Minuten bereits wieder fertig ist und sich bremsen soll, wenn es Spaß gemacht hat und gut gelaufen ist.

Dabei die Lust nicht zu verlieren, ist schwierig, verständlicherweise. Für manche von uns ist dieser zeitliche Aspekt ideal, denn wer beispielsweise mehrere Kinder daheim hat, hat sowieso kaum Zeit für sich und kann keine halbe Stunde pro Tag in Sport investieren. Wer jedoch mehr tun kann und möchte, der hat es mit der Vorgabe, es langsam angehen zu lassen, nicht leicht. Sie sollten, wenn Sie eher zur zweiten Fraktion gehören und Ihnen die Anfangszeit mit 5-Minuten-Work-outs zu lang erscheint, auf jeden Fall noch die Dehnübungen und das Aufwärmprogramm in die tägliche Hula-Hoop-Routine einbauen. So wird die Trainingszeit gestreckt und Sie haben eine Mischung an Bewegungsformen, die Sie optimal trainiert.

Auch zum späteren Zeitpunkt können Sie Hula-Hoop als eine Komponente Ihres Work-outs sehen und zusätzlich noch joggen, Krafttraining absolvieren oder schwimmen gehen, wenn Sie mögen. Bei keinem anderen Sport wird die mittlere Region, der Bauch und die Taille, so gut gefordert und als Ergänzung eignet sich Hula-Hoop von daher für Sportskanonen prima.

Und auch für sich genommen, ist Hula-Hooping ein perfekter Sport, die einfach nur Spaß macht, deswegen bin ich überzeugt, dass es sich lohnt dranzubleiben.

Sehen Sie es mal so: Für manche Menschen ist gerade diese kurze Zeit am

Anfang praktisch, denn wer sowieso nicht so gern Sport macht, kann sich eher zu 10 Minuten effektivem Training aufraffen als zu längeren sportlichen Einheiten. Und Sie sollten sich nicht täuschen: gerade beim Kardiotraining sind 5 Minuten um Längen besser, als nichts zu tun. Wer schon 5 Minuten am Tag investiert, hat immerhin über eine halbe Stunde pro Woche Bewegung in seinen Alltag ein-gebaut. Darum unterschätzen Sie bitte niemals die kleinen Schritte.

Eine halbe Stunde Hooping verbrennt 200 bis 300 Kalorien, wie Sie wissen. Und wenn Sie diese Menge jede Woche abtrainieren, nehmen Sie zwar nicht so schnell ab wie jemand, der jeden Tag 30 Minuten Sport macht, aber abnehmen können Sie dennoch. Den Fehler des Alles-oder-nichts-Denkens machen gerade Anfänger gern, doch das Problem ist nicht, dass man zu wenig macht, sondern dass man ganz aufhört. Wenn Sie mal mit dem Hula-Hoop-Training aussetzen und et-was mehr essen, haben Sie nichts verloren. Solche Tage gibt es bei jedem von uns. Der Trick zum Erreichen Ihrer Ziele ist, dass Sie am nächsten Tag weitermachen. Sie müssen nicht mal besonders für den Ausrutscher büßen oder extra lang trainieren. Machen Sie einfach weiter wie vorher und nichts wird Sie aufhalten können.

Fragen Sie sich auch noch einmal: Warum möchte ich trainieren? Macht es Spaß, wollen Sie ab-nehmen, um sich besser zu fühlen, wollen Sie gesund bleiben? Denn Sport ist nicht nur für eine gute Figur da, er ist vor allem gedacht, um uns geschmeidig und frisch im Kopf zu halten, um dem Körper die Chance zu geben, bis ins hohe Alter gesund zu sein. Vergessen Sie niemals, dass Sie, auch wenn Sie abnehmen wollen, immer auch für ein höheres Ziel hoopen. Nämlich für die Chance, sind im eigenen Körper gut zu fühlen und ohne Krankheit zu leben.

Mit Musik geht es besser

Der beste Trick gegen mangelnde Motivation fürs Training ist: Machen Sie gute Musik an – denn das Hula-Hoop-Training soll schließlich Spaß machen. Wer sich in der Handhabung des Reifens bereits sicherer fühlt, wird ganz automatisch mehr Bewegung einbauen wollen, wenn Musik in den Ohren spielt. Versuchen Sie es mit ein paar Tanzschritten oder auch erst einmal damit, mit den Armen rhythmisch zum Takt wedeln, zu klatschen, mitzusingen. Suchen Sie sich schnelle Musik, wenn Sie sich ein schweißtreibendes Training wünschen, oder etwas Sinnliches, wenn Sie Ihre Hooping-Session wirklich genießen wollen.

Bei manchen Anfängern und Anfängerinnen klappt es sofort mit Musik, bei anderen wiederum bringt sie der Takt völlig aus dem Rhythmus. Das kann schon mal passieren und eventuell müssen Sie einfach ein anderes Lied wählen.

Übrigens ist die fiktive Einheit „ein Lied“ für den Anfang eine recht gute Methode, Ihre Trainingszeit zu messen. Sie wissen, wie lang bestimmte Songs sind, im Durchschnitt drei Minuten, und Sie können so nachvollziehen, wie lange Sie schon üben. Erfahrungsgemäß ist es am Anfang eher schwer aufzuhören, wenn das Training Spaß macht.

Musik hilft auch beim Entspannen, was ich für das Hooping für sehr wichtig halte. Versuchen Sie, gleich zu Beginn Ihres Hooping-Abenteuers von Kopf bis Fuß locker zu werden. Mit Musik geht das einfacher, denn die Lieder lenken auch von der eigenen Verkrampftheit und Verkopftheit ab. Bleiben Sie also nicht stocksteif stehen, bewegen Sie sich. Auch, wenn dadurch der Reifen vielleicht öfter mal hinfällt, bewegen Sie die Arme, versuchen Sie verschiedene Positionen, üben Sie unterschiedliche Fußpositionen und versuchen Sie auch gleich, ein bisschen zu tanzen. Auch wenn es sich am Anfang albern anfühlt oder Sie es sich damit scheinbar schwerer machen, seien Sie ruhig albern und haben Sie einfach Spaß. Denn abgesehen davon, dass man das Hoo-ping so mehr genießen kann, lernt man gleichzeitig, den Reifen oben zu halten und sich locker zu bewegen. Das führt zu mehr Selbstverständlichkeit beim Hooping und später werden Tricks und die allgemeine Kontrolle des Reifens um einiges leichter fallen.

MEINE HULA-HOOP-PLAYLIST

Sie finden bei den Musikanbietern viele verschiedene Playlists fürs Training. Es gibt auch spezielle Hooping-Playlists und es lohnt sich, diese zum Training einmal anzuschmeißen. Musik sorgt für gute Laune und Motivation beim Training. Üben Sie mit verschiedener Musik, denn von aktuellen Charts bis Folkmusik gibt es für jeden Geschmack passende Songs, die zum Training passen und den Hüften sozusagen den rechten Rhythmus verleihen. Eventuell haben Sie Lust, zu einem besonderen Lied einen Flow zu entwickeln und so in den Hoop-Dance zu schnuppern. Auch beim Training sind die schweißtreibenden Rhythmen von Vorteil, denn so macht der Sport garantiert mehr Spaß, zaubert ein Lächeln ins Gesicht, während Sie gar nicht merken, dass Sie sich auspowern.

Hier kommt nun meine Hula-Hoop-Playlist mit den besten Songs von heute und gestern fürs Training:

- Get Busy, Sean Paul – 3:31 Min
- Hula-Hoop, Daddy Yankee – 3:56 Min
- Dance with somebody, Riggi & Piros, Dave Crusher, JackMar, Scarlett Quinn – 3:12 Min
- Gangnam Style, PSY – 3:39 Min
- Further up (Na, Na, Na, Na, Na), Static & Ben El, Pitbull – 2:31 Min
- Hula-Hoop, Denise De'ion – 3:08 Min
- Head Shoulders Knees & Toes, Offenbach, Quarterhead, Norma Jean Matrine – 2:36 min
- Girls just want to have fun – Money G. Remix, Cassey Doreen – 6:06 Min
- Head & Heart, Joel Corry, MNEK – 2:46 Min
- Club can't handle me, Flo Rida, David Guetta – 3:53 Min

• Hula-Hoop, OMI – 3:21 Min

• Wellerman – Sea Shanty, Nathan Evans, 220 KID, Billen Ted – 3:12 Min

• I don't feel like dancing, Scissor Sisters – 4:08 Min

• Gonna make you sweat (everybody dance now), C & C Music Factory, Freedom Williams – 4:04 Min

• Itsy Bitsy Strandbikini, Buddy – 3:13 Min

• Shut up and dance, WALK THE MOON – 3:19 Min

• Wannabe, Spice Girls – 2:53 Min

• Conga, Gloria Estefan – 4:15 Min

• 3G, Wisin, Yandel, Farruko, Jon Z, Don Chezina, Chencho Corleone, Myke Towers – 6:06 Min

• Immer wenn sie tanzt, Chefboss – 3:16 Min

• Macarena, Los Del Rio – 4:13 Min

• Hula-Hoop, Plastic Bertrand – 3:04 Min

• Shake it off, Taylor Swift – 3:39 Min

• All about that base, Meghan Trainor – 3:07 Min

• Schüttel deinen Speck, Peter Fox – 2:51 Min

• We didn`t start the fire, Billy Joel – 4:47 Min

• Twist and shout, The Beatles – 2:35 Min

• Jailhouse Rock, Elvis Presley – 2:26 Min

• Yes Sir, I can boogie, Baccara – 4:28 Min

FITNESS ODER HOOP-DANCE? EIN FAZIT

All diese weiterführenden Übungen brauchen Sie ehrlich gesagt nicht unbedingt, um einen flachen Bauch zu erreichen und die Fitness zu steigern. Außerdem müssen Sie sich womöglich einen zweiten Hula-Hoop-Reifen zulegen, denn die Tricks sind eher mit den viel leichteren Hoop-Dance-Reifen zu machen und können mit den schweren Fitnessreifen sogar gefährlich werden, wenn der Trick auf Höhe des Nackens ausprobiert wird. Warum sind Sie also so ausführlich beschrieben?

Mit den Hoop-Tricks können Sie Ihre Sportlichkeit noch einmal auf ein höheres Level heben, denn je fitter Sie durch das normale Hula-Hoop-Training werden, desto leichter fällt das Waist-Hooping, also das Training, indem Sie den Reifen einfach um Hüfte und Bauch kreisen lassen. Wenn Sie das locker eine halbe Stunde durchhalten, ohne Prellungen, blaue Flecken oder Muskelkater, ist es möglicherweise an der Zeit für ein paar Variationen. Selbst wenn es nur ums Ab-nehmen geht, was Sie mit langen Trainingseinheiten am leichtesten erreichen, da Sie so am effizientesten eine Menge Kalorien verbrennen, ist es sinnvoll, Tricks zu lernen, denn dadurch wer-den auch andere Körperregionen trainiert. Besonders die Arme und Beine bekommen eine zusätzliche Portion Aufmerksamkeit mit anschließendem Muskelkater inklusive.

Sie können Ihr Training besonders abwechslungsreich gestalten, indem Sie zwischen Fitness-Hoop und Dance-Hoop variieren und das Training mit Musik untermalen lassen. An einige Tricks können Sie sich auch mit einem beschwerten Reifen wagen, denn dadurch wird die Muskulatur noch nachhaltiger gestärkt. Auch davon abgesehen, wer hat sich nicht schon mal gewünscht als Tänzer oder Tänzerin berühmt zu werden? Tanzen hat wahnsinnig viele gesundheitliche Vorteile zu bieten. Es macht locker, es macht Spaß und fördert die Lebenslust. Das Problem ist, dass sich viele nicht unbedingt trauen, in der Öffentlichkeit abzuzappeln, oder keinen passenden Partner für einen Tanzkurs haben.

Doch daheim beim Hula-Hoop-Training ein paar ausgelassene Schritte zu wagen, auch wenn man sich albern fühlt, bleibt unbemerkt. Wenn Sie Spaß daran haben, finden Sie zusätzlich zu unseren Tricks auch online viele Tutorials, um einen Flow zusammenzustellen. Ein Hooping-Flow, eine Abfolge aus verschiedenen Tricks und Schritten, braucht etwas Zeit zum Einüben. Sie können sich solche Abfolgen aber auch gut und gern selbst ausdenken und Ihrer Fantasie freien Lauf lassen. Sogar passende Kostüme können dazukommen.

Natürlich, Tricks sind keine Pflicht, wenn Sie durch Hula-Hoop-Training abnehmen möchten, aber den Spaß am Hooping steigern sie allemal und eröffnen außerdem die Möglichkeit zum kreativen Tanzen und Selbstausdruck. Also, sollten Sie eher Fitness-Hooping betreiben oder Tricks lernen? Das ist eine Frage des persönlichen Geschmacks. Doch mein Fazit ist: beides und noch viel mehr. Was es darüber hinaus noch beim Hula-Hoop zu entdecken gibt, erfahren Sie im nächsten Kapitel.

Die spirituelle Seite des Hoopings

Die meisten von uns möchten mit Hula-Hoop abnehmen und fitter werden, so weit, so gut. Das ist eine tolle Sache! Doch wer mag, kann im folgenden Kapitel auch noch andere, magische Ebenen des Hoopings entdecken und sie für sich selbst mit dem Reifen erfahren.

Der Kreis ist eine Urform in verschiedenen geistigen und spirituellen Traditionen. Von den kleinsten Partikeln, aus denen die Welt besteht, bis zu den Umlaufbahnen unserer Planeten sind wir von runden Formen umgeben. Kreise erkennen wir unbewusst als etwas Fundamentales. Als vollkommene, runde Form steht der Kreis für Ganzheit, Unendlichkeit und Transformation von Leben und Tod. Beim Hooping stärken wir durch bewusste Bewegung die Verbindung zwischen Geist und Körper, zwischen den Ebenen des spirituellen und des körperlichen Bewusst-seins und können uns selbst so viel besser kennenlernen, lernen, uns anzunehmen und uns selbst auf psychischer Ebene zu heilen. Beim Hooping wird man mehr als eine Person, die mit einem Plastikring spielt. Wir reihen uns ein in den magischen Tanz von Atomen, Zellen und Planeten und transzendieren uns selbst.

Das astronomische Zeichen der Sonne ist ein Kreis mit einem Punkt in der Mitte. Wir werden durch Hula-Hoop zu unserem eigenen Zentrum, werden warm, wir beginnen regelrecht zu strahlen. Auch bei den australischen Ureinwohnern gibt es den Kreis mit dem Punkt in der Mitte. Hier steht er für das Leben bringende Wasserloch in der Wüste, für Schutz und Heimat. Beim Hooping dreht sich im wahrsten Sinne des Wortes alles um Balance. Wir sind der Mittelpunkt und geben die Impulse, die den Reifen dazu bringen, sich um uns zu drehen. Dazu müssen wir bei uns selbst ankommen und uns selbst fühlen und atmen.

Hooping kreiert Selbstbewusstsein, also ein Bewusstsein für sich selbst und den eigenen Kör-per. Es ist eine Chance, sich mit geschlossenen Augen und fließendem Atem ganz auf sich selbst zu konzentrieren und für den Moment alle anderen Gedanken auszuschließen. Wer mag, kann seine Hula-Hoop-Session als Ritual sehen. Dabei ist die Atmung sehr wichtig. Barfuß im Gras zu stehen und die Erde unter den Füßen zu spüren, während man den Hula-Hoop-Reifen um die Mitte kreisen lässt, kann uns mit einem Gefühl von Ganzheit erfüllt zurücklassen und uns das Gefühl geben, mit der ganzen Welt verbunden zu sein, während man das Leben in vollen Zügen einatmet.

Bei den Kelten wurde die Zeit selbst als Kreis begriffen, nicht als lineare Schnellstraße ohne Wendemöglichkeit. Auch das Jahr war im keltischen Glauben ein Kreis, der sich immer wieder erneuerte durch die dunkle, kalte Jahreszeit, die dann einen frischen Frühling hervorbringen konnte. Jeder Abschnitt war wertvoll und hatte seine eigenen Gesetze. Auch Hula-Hoop, das scheinbar den Gesetzen der Schwerkraft trotzt und so leicht aussieht – und es übrigens auch wird, wenn Sie sich darauf einlassen – lässt eine eigene intime Welt für uns erstehen. Man kann fühlen, wie alles Leben jeden Tag in einem wilden Tanz um uns herum kreist, während man für sich selbst der ruhende Mittelpunkt ist, den Anfang und das Ende darstellt.

Die körperliche Mitte, also der Bauch, der Nabel, das Becken und der untere Rücken haben eine wichtige kultische Bedeutung als Sitz der Seele. In der Chakren-Lehre ist das Sakral-Chakra als einer der Energiepunkte im Körper die Quelle von Lebensfreude, Sinnlichkeit und Leidenschaft. Hula-Hoop ist sexy. Es ist erotisch anzusehen, wenn jemand einen guten Hoop-Dance vorführt und gleichzeitig für den Tänzer oder die Tänzerin eine sinnliche Berührung. Sie können sich, wenn Sie Spaß daran haben, ebenfalls eine kleine Choreografie für Ihren Partner ausdenken. Sie werden sehen, auch ein ganz einfacher, langsamer Tanz wird den anderen verzaubern.

Und viele von uns waren als Kinder mit den Eltern im Zirkus und haben die Tänzerinnen und Akrobatinnen bestaunt und bewundert, die in exotischen Kostümen und glitzernd geschmückt Hula-Hoop mit Unmengen an Reifen vorführten. Haben wir uns nicht gefühlt, als seien diese Schönheiten aus einer ganz anderen Welt entstiegen und haben sie uns nicht zum Träumen gebracht? Auch, wenn sicherlich nicht alle von uns Zirkuskünstler werden können oder wollen, bleibt die Faszination doch. Auch bei Ihnen wird sich irgendwann eine Freiheit einstellen, Sie werden beginnen zu improvisieren, sich frei zu bewegen, zu tanzen – auch ganz ohne akrobatische Schritte. Dann ertappen Sie sich vielleicht dabei, einfach aus Freude ein paar Bewegungen einzubauen oder neue Figuren zu erfinden.

Ich bin überzeugt, dass man die Hoop-Dance-Figuren nicht stoisch lernen muss. Irgendwann kommen der Rhythmus und die Kontrolle ganz natürlich. Körper und Kreis verbinden sich zu einem Flow, einer fließenden Abfolge von Bewegungen mit wechselndem Tempo. Man tanzt, nicht mit oder für einen anderen Partner, doch auch nicht völlig allein. Beim Hooping geht es auch um Rhythmus. Das Becken wiegen wir sanft vor und zurück und der Reifen reagiert auf jede Beschleunigung und Verzögerung sofort. Alles Lebendige hat einen Rhythmus und durch Hula-Hoop können wir eine Menge darüber lernen. Hooping bringt eine elementare Lektion mit sich, wenn Sie sich dem öffnen. Nämlich nicht dem Leben unser Tempo aufzuzwingen, sondern uns entspannt an unser Ziel treiben zu lassen.

Genauso wie wir beim Hooping den Rhythmus unseres Körpers in Verbindung mit dem jeweiligen Reifen finden müssen, wenn wir nicht wollen, dass der Reifen herunterfällt, so ist es auch im Leben. Man kann sich zwar gegen den Lauf der Dinge stellen, doch erfolgreicher ist man, wenn man sich hingibt und im richtigen Moment einen Schubser in die gewünschte Richtung auslöst. Mit anderen Worten, wenn wir Vertrauen in das Leben haben und wenn wir auf unsere Intuition vertrauen, schaffen wir es, im Fluss zu bleiben und wir kommen viel leichtfüßiger ans Ziel.

Der griechische Philosoph Artemidoros hat geschrieben: „Wenn du von kreisenden Reifen träumst, bedeutet dies, dass deine Sorgen ein Ende finden und Freude und Glück bald folgen.“

Wie lange es dauert, bis man Ziele erreicht und Ergebnisse sieht

Ziele sind sehr individuell und wie lange man trainieren muss, bis man etwas erreicht, hängt stark davon ab, was man sich vorgenommen hat. Der andere wichtige Faktor ist, wo man startet. Als Faustregel gilt, dass man innerhalb eines Monats durch 10 Minuten Hula-Hoop am Tag schon beachtliche Fortschritte machen kann. Beim Abnehmen gibt es eine Faustregel, die besagt, dass man nicht mehr als ein halbes Kilo pro Woche abnehmen sollte, um im gesunden Bereich zu bleiben und keinen Jo-Jo-Effekt zu riskieren. Wenn Sie mit Hula-Hoop-Training abnehmen wollen und sich an die Tipps im nächsten Kapitel halten, kommen Sie im Schnitt auf 2 Kilos Gewichtsverlust im Monat.

Durch ein gemäßigtes Kaloriendefizit und zusätzlichen Sport kann man das leicht erreichen, oh-ne sich zu stark einzuschränken, denn es gibt eine gewisse Menge an Nahrung, die man einfach braucht. Im folgenden Kapitel über Ernährung gehe ich noch einmal genauer auf den individuellen Kalorienbedarf ein und erkläre, wie man Hooping und Abnehmen bzw. generell die gesunde Ernährung miteinander verbindet. Außerdem erwarten Sie fantasievolle Rezepte.

Auch die Ziele im Fitnessbereich sind sehr individuell. Ich persönlich habe beim Sport die Erfahrung gemacht, dass ich zuerst nicht bemerkt habe, wie ich fitter werde. Nur, wenn ich eine längere Pause machen musste, ist mir klar geworden, was sich bereits durch die regelmäßige Bewegung verändert hatte. Vielleicht haben Sie schon ähnliche Erfahrungen gemacht oder Sie trainieren schon eine Weile und fragen sich ungeduldig, wann man endlich Ergebnisse zu Ge-sicht bekommt. Das Problem ist, dass wir nicht in uns hineinsehen können. Wir sehen nicht, dass unser Herz kräftiger geworden ist oder dass sich Ablagerungen in den Arterien auflösen. Uns ist nicht klar, dass sich das Fett in den Zwischenräumen der Organe auflöst und dafür die Muskeln am Bauch gewachsen sind. Wir schauen uns nur im Spiegel an und sehen ein dickes Bäuchlein, das sich ärgerlicherweise nicht verändert. Doch leider ist es so, dass die wirklich frappierenden optischen Veränderungen erst zum Schluss kommen.

Dazu kommt, dass wir selbst viel kritischer mit unserem Äußeren sind als alle anderen um uns herum. Oft fallen uns positive Veränderungen nicht auf, bis das Umfeld uns darauf anspricht, weil wir uns so sehr auf die Körperteile konzentrieren, die uns nicht gefallen. Angenommen, Sie ärgern sich ständig über Ihren Bauch und fokussieren sich darauf. Deswegen bemerken Sie wahrscheinlich gar nicht, dass beispielsweise Ihr Po straffer geworden ist und die Beine Sie länger tragen, weil sich Muskeln aufgebaut haben. Allgemeingültige Aussagen zum Trainingserfolg zu treffen, ist sehr schwierig, da jeder Körper sich unterschiedlich verändert. Selbst wenn zwei Menschen den gleichen Sport machen und durch regelmäßiges Hooping eine schlanke Mitte herbeitrainieren wollen, werden die Ergebnisse völlig unterschiedlich sein, beim einen dauert es länger, einer nimmt sehr stark am Bauch ab, der andere behält ein Bäuchlein und bekommt eine Wespentaille.

Erfolgreiches Training ist, wenn man spürbar und stetig besser wird und eine Übung länger durchführen kann. Auch wenn man in der gewählten Zeit weniger ins Schwitzen kommt oder danach nicht so außer Atmen ist, deutet das auf gesteigerte Kraft und Ausdauer hin. Dennoch kann man sagen, dass sich innerhalb eines Monats die Körperform bei nahezu allen Menschen ins Positive verändern wird, wenn jeden Tag 5 bis 30 Minuten Hooping auf dem Tagesprogramm stehen. Dieses gilt auch unabhängig von Gewicht und von der Ernährung. Sie sollten je-doch die ersten ein bis vier Wochen Ihres Hula-Hoop-Trainings nicht einrechnen, denn die Lernphase, bis der Reifen oben bleibt, ist noch nicht so effizient. Rechnen Sie erst ab dem Zeit-punkt, wo das Hooping einigermaßen klappt. Versuchen Sie, sich in jeder Woche um ein bis zwei Minuten zu steigern. Am Anfang ist das mehr als genug, wenn Sie keine Probleme mit blauen Flecken oder Quetschungen in Kauf nehmen wollen.

Ernährung plus Bewegung – die beste Formel für eine schlanke Linie

EINLEITUNG – DIE VORTEILE VON SPORT UND BEWEGUNG IM ALLGEMEINEN

Wenn Sie den Wunsch haben, richtig fit zu werden, ist der Faktor Ernährung unerlässlich einzubeziehen. Das klingt erst einmal selbstverständlich, aber dennoch möchte ich dieses Thema et-was genauer beleuchten. Hula-Hooping hat immense Vorteile für die Gesundheit, da es ein kräftiges Kardiotraining darstellt. Sie steigern Ihre Fitness und Ihre Ausdauer, stärken das Herzkreislaufsystem, könnten sogar erhöhte Cholesterinwerte durch das Training merklich senken und das Blutbild verbessern. Diese typischen Vorteile von Ausdauertraining bietet Hula-Hoop. Noch besser: Sie bauen gleichzeitig Muskulatur auf, vor allem die tief liegende Bauchmuskulatur.

Um eine richtig schlanke Mitte zu erreichen und abzunehmen, reicht das dennoch bei den meisten von uns nicht. Wenn Ihre Bauchmuskulatur sichtbar sein soll, muss der Körperfettanteil um einige Prozent gesenkt werden, denn wenn noch eine Speckschicht obenauf liegt, kann man die so gut definierten Muskeln darunter leider nicht sehen. Bei Bodybuildern gibt es ein Prinzip, bei dem der oder die betreffende erst eine Menge Nahrung zu sich nimmt und so schnell Muskulatur aber auch Fettgewebe aufbaut.

In der zweiten Phase wird die Ernährung radikal umgestellt, das Training beibehalten und so das Fett wieder abgebaut. Das erwünschte Ergebnis sind die allseits bekannten, definiert aussehenden physischen Erscheinungen der Sportler und Sportle-rinnen. Ich empfehle Ihnen diese Methode zwar nicht, um ein paar Kilo zu verlieren, doch ich finde, es zeigt sehr schön, nach welchem Prinzip der Körper Masse auf- bzw. abbaut. Wenn Sie sich wünschen, eine sehr durchtrainierte Figur zu erreichen, müssen Sie den Anteil an Körper-fett senken. Das Fett wird abgebaut, wenn die Ernährung stimmt.

Auch wenn Sie andere Ziele verfolgen, als super skinny zu sein, ist die Ernährung in Kombination mit Bewegung wichtig. Jeder Mensch hat ein anderes Wohlfühlgewicht und wir sind alle unterschiedlich und haben andere Anforderungen an unsere Ernährung, die auch von psychischen Faktoren und der Menge und Art an Arbeit bestimmt wird, die wir täglich verrichten müssen. Nicht jeder sollte oder muss super dünn sein, denn vieles hängt auch von der Veranlagung, dem Zustand des Stoffwechsels und der Anzahl der bereits gemachten Diäten ab. Egal, bei welchem Gewicht Sie sich wohlfühlen und wie viel Sie aktuell wiegen, vernünftige Ernährung ist wichtig.

Zu den Vorteilen, die gesunde Ernährung mit sich bringt, zählen die folgenden Punkte:

- Mehr Energie im Alltag
- Mehr Lust auf Sport durch höhere Energielevel
- Mehr Leistungsfähigkeit
- Stabilere Psyche
- Gute Laune und ein positives Lebensgefühl
- Das Gefühl, etwas für sich getan zu haben
- Optimale Nährstoffversorgung und bessere Durchblutung
- Bessere Verdauung
- Schöne Haare und Nägel
- Straffe Haut
- Ein besseres Immunsystem.

Wie Sie sehen können, hat sich gesund zu ernähren viel mehr Vorteile als nur die Unterstützung beim schnellen Abnehmen. Doch wie geht gesunde Ernährung? Muss man einfach jede Mahlzeit mit einem Salat ersetzen? Ich bin der Meinung, dass ausgewogene Ernährung, genau wie Fitness mit Hula-Hoop, mehr ist, also nur bestimmte Zahlen zu erreichen.

Ausgewogen bedeutet, dass Sie versuchen, auf Ihren Körper zu hören, zu essen, wenn Sie Hunger verspüren, und auch aufzuhören, wenn Sie sich gesättigt fühlen. Es heißt auch, dass man nichts isst, was man nicht mag, aber dennoch viel Gemüse, Obst und Salate in die Ernährung integriert.

Ich werde im folgenden Kapitel etwas genauer auf gesunde Ernährung eingehen und einige wichtige Ansätze erklären. Zum Schluss gibt es noch ein paar spaßige Rezepte, die, ganz passend zum Thema des Buches, vor allem runde Lebensmittel und kreisförmig zubereitetes Essen im Fokus zeigen, denn auch das Essen sollte Spaß machen und unsere Kreativität befeuern, genau wie Bewegung.

WIE VIEL UND WANN ESSEN ZUM ABNEHMEN?

Ernährung ist das Zuführen lebenswichtiger Nährstoffe. Darum ist es wichtig, dass man nicht zu wenig isst. Jeden Tag benötigen wir eine gewisse Menge an Makronährstoffen, Vitaminen, Mineralien und Spurenelementen. Jeder Körper hat einen bestimmten Wert, den man niemals unter-schreiten sollte, auch wenn man abnehmen möchte, denn so viel braucht man nicht für Sport oder die tägliche Arbeit im Büro, sondern um Atmung, Herzschlag, Stoffwechsel, Versorgung der Zellen und des Gehirns zu gewährleisten. Sogar im Schlaf werden Kalorien verbrannt, um die grundlegenden Funktionen aufrechtzuerhalten. Dieser Wert ist individuell abhängig von Alter, Geschlecht, Größe und Gewicht. Wenn man zu lange weniger isst, als der sogenannte Grundumsatz vorgibt, erkennt der Körper daraus eine Notsituation, in der Hungersnot herrscht. Genau für diese Situationen ist die Fettreserve auf den Hüften gedacht, die in Zeiten des Überflusses an Nahrung angelegt wurde.

Wären wir nun als prähistorische Sammler und Jäger in der Natur unterwegs, würden die Fett-reserven aufgebraucht und bei der nächsten Überfülle wieder welche angelegt. Wir hätten keine Probleme mit der Figur und würden uns außerdem täglich viel bewegen. Wir leben jedoch in einer Gesellschaft und Zeit in der – glücklicherweise – Nahrung überall zu bekommen ist. In einem Zustand, in dem der Körper zu wenig Nahrung – wir erinnern uns, weniger als den Grund-umsatz, der die Grundfunktionen gewährleistet – bekommt, übernimmt irgendwann der Körper. Wenn Nahrung in der Nähe ist, ist es für die meisten Menschen unmöglich, nicht zu essen. Und unser Gehirn überlistet uns noch weiter. Es wählt die besonders nahrhaften Lebensmittel, die viel Energie enthalten, beispielsweise Chips oder Schokoriegel. Diese Energie ist in Form von Fett und Zucker leicht verwertbar.

Ich möchte behaupten, wenn Sie den ganzen Tag nur wenig gegessen haben, da Sie ein paar Kilo verlieren möchten, aber abends die Kinder eine Chipstüte öffnen, ist es keine Frage von mangelnder Willenskraft, wenn man selbst zugreift. Es ist auch keine Frage von starkem Charakter, wenn man Süßigkeiten eher dem Brokkoli vorzieht. Die innere Stärke hängt von inneren Faktoren ab und kann beeinflusst werden. Doch wenn wir zu wenig essen, geht es nicht um Stärke, sondern zumindest für den Körper um das reine Überleben. Da hat das Ego recht wenig zu melden und die vorgenommene Diät wird nicht durchgehalten. Das resultiert in einem Teufelskreis aus schlechtem Gewissen, strengen neuen Vorsätzen und dem Jo-Jo-Effekt. Das Schlimmste ist, dass der Körper durch die Diäten immer besser lernt, sich den Hungerzeiten anzupassen und kalorienreiche Lebensmittel effizienter zu verwerten und zu speichern.

BEDEUTET DAS, DASS KEINE DIÄT FUNKTIONIERT UND WIR FÜR IMMER SO ESSEN MÜSSEN, WIE WIR ES JETZT TUN?

Ganz sicher nicht, denn es gibt auch eine Alternative. Viel gesünder und vernünftiger ist es, wenn Sie ein kleines Kaloriendefizit pro Tag einplanen, das sie auch einhalten können. Dazu kommt dann noch das Hula-Hoop-Training. So ist es möglich, bis zu 2 Kilos im Monat zu verlieren und trotzdem noch immer genug Energie für einen herausfordernden Alltag, Freizeit und die Arbeit übrigzuhaben. Außerdem werden Sie auf diese Weise mit Spaß und Freude dranbleiben können und eine positive Grundhaltung gegenüber dem Körper entwickeln.

Der Grundumsatz errechnet sich aus Ihrer Größe, Ihrem Alter und Ihrem Gewicht. Man kann die Daten bequem im Internet eingeben. Der Grundumsatz ist die Menge an Kalorien, die Sie benötigen, wenn Sie weiter am Leben bleiben wollen, aber nichts machen, also sich kaum bewegen. Wenn Sie beispielsweise einen Tag im Pyjama vor dem Fernseher verbringen, verbrauchen Sie nicht substanziell mehr als diesen Wert an Kalorien. Und bei keiner Diät sollten Sie weniger essen als das, was Ihr Körper für alle lebenswichtigen Funktionen benötigt. Zu diesem Wert wird dann noch der tägliche Verbrauch addiert, denn wir liegen schließlich äußerst selten einen Tag nur herum. Alle Kalorien, die durch Bewegung, Arbeit, Freizeit und Haushalt verbraucht wer-den, müssen Sie noch obendrauf rechnen, dann erhalten Sie den sogenannten Leistungsumsatz, der dem tatsächlichen Kalorienverbrauch entspricht und auch als täglicher Kalorienbedarf bekannt ist. So viele Kalorien müssen Sie essen, wenn Sie den Tag über aktiv sind und weder zu- noch abnehmen wollen. Auch diesen Wert können Sie mit einem Rechner im Internet ausrechnen, indem Sie noch angeben, wie viele Stunden Sie durchschnittlich am Tag mit welcher Aktivität verbringen.

Wir haben nun also die Untergrenze der täglichen Nahrungsmenge, nämlich den Grundumsatz. Weniger sollten Sie nicht essen, damit der Körper nicht in einen Hungermodus gerät. Der tägliche Kalorienbedarf ist die Obergrenze. Mehr als diesen Wert sollten Sie am Tag nicht essen, da-mit die überflüssige Nahrung nicht als Speckpolster gespeichert wird.

Grundlegend können Sie auch abnehmen, wenn Sie sich grob an diese Ober- und Untergrenze halten und sich täglich irgendwo in diesem Bereich bewegen. Doch die meisten Menschen möchten ihre Ziele zügig erreichen und einen verlässlichen Wert in der Hand haben. Darum wird empfohlen, von Ihrem täglichen Kalorienbedarf 300 Kalorien abziehen. Gleichzeitig erhöhen Sie den täglichen Kalorienbedarf durch Ihr Hula-Hoop-Training um 200 bis 300 Kalorien täglich, die Sie nicht durch vermehrtes Essen wieder hineinholen. Durch diese Methode erhalten Sie ein Gesamtdefizit von 500 bis 600 Kalorien am Tag. Das ist recht gut durchzuhalten. Außerdem haben Sie durch den Zwei-Komponenten-Ansatz nicht gleich einen Tag verloren, wenn Sie das Training aussetzten oder mal mehr essen.

Grundsätzlich ist es egal, wann Sie essen, wenn Sie auf einen bestimmten Kalorienwert am Tag achten. Das heißt, ob Sie abends eine große Mahlzeit einnehmen oder über den Tag verteilt das Kalorienkonto füllen, ist rein physiognomisch nicht so wichtig. Wenn Sie weniger Essen, als Sie benötigen, nehmen Sie ab, eine andere Möglichkeit gibt es nicht.

Doch die Frage ist, wann Sie essen müssen, um genug Energie für Ihren individuellen Tagesablauf zur Verfügung zu haben. Da ist etwas Denkarbeit von Ihrer Seite gefordert, denn Sie müssen die Mahlzeiten am besten so verteilen, dass Sie keinen Heißhunger verspüren und dann doch mehr essen, als Ihr reduzierter täglicher Kalorienbedarf vorsieht. Das gilt auch für normalgewichtige Personen, die sich einfach gesünder ernähren wollen. Sind Sie morgens schon früh auf und brauchen Energie am Vormittag für das Büro? Dann starten Sie mit einem guten Frühstück nach dem Aufstehen. Wenn Sie etwas später erst so richtig loslegen, kann das Mittag-essen üppig ausfallen. Abends kurz vor dem Schlafengehen richtig groß zu essen, ist jedoch in den seltensten Fällen ratsam, wenn man nicht gerade eine Nachteule ist, die mit Vorliebe im Dunklen arbeitet oder Nachtschichten hat.

Die Regel, die Sie sich merken müssen, ist, dass Sie dann am meisten essen, wenn Sie die meiste Energie brauchen bzw. die schwierigsten Aufgaben verrichten müssen. Direkt vor Ihrem Hoo-ping-Work-out sollten Sie keine große Mahlzeit zu sich nehmen, das ist noch wichtiger als bei anderen sportlichen Aktivitäten, denn der kreisende Reifen drückt auch auf den Magen und die Verdauungsorgane und wenn diese prall gefüllt sind, ist das Training sehr unangenehm. Eine Kleinigkeit dürfen Sie jedoch eine halbe Stunde vor dem Work-out zu sich nehmen, etwa eine halbe Banane oder einen Proteinriegel. Das gibt Ihnen nach einem langen Tag noch mal einen Schub an Frische und Sie können gut gelaunt loslegen. Ebenso ist es, wenn Sie lieber morgens trainieren. Planen Sie das üppige Frühstück besser nach dem Sport ein. Wenn Sie aber mögen, starten Sie mit einem kleinen Imbiss in den Morgen, der Sie wach und munter fürs Hula-Hoop macht.

Sie sehen, meine Tipps sind keine allgemeingültigen Regeln, die alle befolgen können. Die Prinzipien gesunder Ernährung, nämlich die geeigneten Mengen und die richtigen Lebensmittel, kennen wir alle. Doch jeder von uns ist anders und hat ein anderes Leben, unterschiedliche Tagesabläufe und verschiedene Vorlieben. Darum sollten Sie nicht versuchen, Ihr Leben in ein starres Kostüm der Regeln zu pressen, sondern eher eine Diät oder Ernährungsform zu finden, die sich gut für Sie anfühlt. Hula-Hoop ist ein Sport für Freigeister und ich habe deswegen keinen Ernährungsplan für Sie zusammengestellt, sondern eher versucht, Anreize zu schaffen. So können Sie anfangen, in sich zu gehen und die beste Lösung für Ihren individuellen Alltag zu finden. Ich denke, dieser Ansatz passt auch sehr gut zum Hula-Hoop-Training, denn auch hier müssen Sie lernen, auf Ihren Körper zu hören. Um Ihnen noch ein paar Denkanstöße mit auf dem Weg zu geben, finden Sie auf der folgenden Seite einen Fragebogen zum Ausfüllen.

GESUNDE ERNÄHRUNG – FRAGEBOGEN FÜR IHREN INDIVIDUELLEN ANSATZ

Möchten Sie Ihr Gewicht halten, abnehmen oder zunehmen? Seinen Sie spezifisch. (z. B. 5 Kilo abnehmen etc.)

____

____

____

____

Was ist Ihr Ziel in Bezug auf Ihre Figur? (z. B. abzunehmen, einen Waschbrettbauch zu trainieren, einfach fitter zu werden?)

____

____

____

____

Wie viele Kalorien nehmen Sie aktuell im Schnitt zu sich? Wie viele bräuchten Sie tatsächlich?

____

____

____

____

Wie schätzen Sie Ihre bisherige Ernährung ein? Was sollte verbessert werden?

Wann essen Sie aktuell Ihre Hauptmahlzeiten?

Wann brauchen Sie am meisten Energie?

Welche Lebensmittel oder Gerichte tun Ihnen gut, auch wenn Sie nicht gesund oder gut für die Figur sind?

Was essen Sie gern, haben dann aber ein schlechtes Gewissen? Gibt es da gesündere Alternativen?

Welche gesunden, vollwertigen Lebensmittel mögen Sie gern und können sich vorstellen, diese noch viel öfter in die Ernährung zu integrieren?

Wie könnte gesunde Ernährung für Sie persönlich aussehen?

HINTERGRUNDWISSEN

Kalorien, Proteine und Stoffwechsel ...

Was ist das alles eigentlich, haben Sie sich beim Lesen gefragt? Hier werden noch einmal kurz die wichtigsten Begriffe und Zusammenhänge erklärt.

Der **Stoffwechsel**, auch Metabolismus genannt, ist die Grundlage aller lebenswichtigen Vorgänge im Körper. Ständig werden in den Zellen die zugeführten Stoffe in andere, für den Körper verwertbare Einzelteile umgewandelt, beispielsweise wird aus kleinen Zuckermolekülen Energie, die den ganzen Körper antreibt, gewonnen.

Der Stoffwechsel ist nicht dasselbe wie die Verdauung, die ausschließlich im Magen und im Darm abläuft. Dort werden die Speisen und Getränke erst einmal chemisch aufgespalten und gelangen so in den Kreislauf des Körpers. Darum ist eine gute Magendarmfunktion essenziell und bei Störungen kann es schnell zu Übergewicht und anderen Krankheiten kommen.

Die aufgespaltenen und zerkleinerten Teile gelangen dann über den Darm ins Blut. Hier geht der Stoffwechsel los. Das Blut transportiert Kohlenhydrate, Fette und Eiweiße dann in ihrer verwendbaren Form in jede Zelle des Körpers. Alles, was im Körper passiert, vom Wachsen des Babys im Mutterleib über das Wachstum vom Kind zum Erwachsenen und die Erneuerung der Haut, das

Wachsen der Haare, die Funktionen des Gehirns bis zu sportlichen Höchstleistungen, alles wird aus den kleinen Bausteinen hergestellt, die wir durch unsere Nahrung zuführen oder die der Körper sich daraus zusammenbaut. Bis sich fast alle Zellen Ihres Körpers komplett er-neuert haben, dauert es von heute an ungefähr sieben bis zehn Jahre. Was so wunderlich klingt, ist jedoch keine Freikarte zu einer gesunden Lebensweise. Ausgerechnet die Zellen von Herz, Gehirn und Rückenmark bleiben teilweise ein Leben lang unverändert.

Doch zurück zur Nahrung: **Fette** sind schnell zu identifizieren. Butter, Öle, Avocados, Nüsse und leider auch viele der schmackhaftesten Nahrungsmittel wie Gebäck, Kuchen, Pizza und Pommes zählen dazu oder enthalten zumindest große Mengen. Fett ist ein Geschmacksträger, damit wird das Essen so lecker. Es enthält von den drei großen Nahrungsmittelgruppen die meisten Kalorien. Doch nicht alles daran ist schlecht, denn es gibt einige wichtige Vitamine (A, D, E und K) die fettlöslich sind, außerdem braucht man einige Arten von Fetten unbedingt zur Bildung lebens-wichtiger Substanzen im Blut und in den Zellen. Vereinfacht können Sie sich merken: Ungesättigte Fette aus pflanzlichen Quellen und Fisch sind die wertvollsten, gesättigte Fette aus tierischen Quellen und Milchprodukten sind auch in Ordnung, wenn Sie es nicht übertreiben.

Trans-Fette aus stark verarbeiteten Lebensmitteln, wie Margarine und Chips, sollten Sie nur selten zu sich nehmen. Ein Übermaß an Nahrungsenergie wird vom Körper umgewandelt und in den Fettzellen gespeichert. Das ist wunderbar für unser Überleben in der Wildnis, nicht so wunderbar allerdings für unsere Silhouette in der Zivilisation.

Proteine werden auch als Bausteine unseres Lebens bezeichnet. Die Zellen, Gewebe, das Blut, Hormone und andere wichtige Botenstoffe im Körper bestehen aus Proteinen. Vereinfacht gesagt, sind es Eiweiße, wie das klare Eiweiß im Hühnerei. Einige Komponenten der verschiedenen Eiweiße kann der Körper nicht selbst herstellen. Diese heißen, Sie haben es eventuell schon einmal gehört, essenzielle Aminosäuren. Aminosäuren sind die Bausteine, aus denen die Eiweiße bestehen. Bei sehr stark kalorienreduzierter Ernährung kann es passieren, dass der Körper nicht nur Fettgewebe, sondern auch Muskelmasse abbaut, die aus Eiweißen besteht. Deshalb sollten Sie bei einer Diät immer darauf achten, die eingeplanten Mahlzeiten auch zu sich zu nehmen und die Proteine nicht auszulassen. Proteinlieferanten kennen Sie bestimmt: Muskel-fleisch von Tieren, Eier, Milchprodukte, aber auch pflanzliche Lieferanten, hier vor allem Tofu, Seitan, Sojaprodukte, Hülsenfrüchte.

Die dritte und letzte Gruppe der großen Nahrungsmittelbestandteile sind die **Kohlenhydrate**. Sie bestehen aus verschieden chemischen Formen von Zucker und sind, anders als Proteine, nicht die Bausteine von Muskelmasse, sondern ihr Treibstoff. Kohlenhydrate liefern halb so viel Energie wie Fette, doch machen den größten Anteil in unseren Lebensmitteln aus. Zucker ist nicht gleich Zucker und nicht alle Lebensmittel, die viele Kohlenhydrate enthalten, schmecken süß. Es gibt verschiedene Formen von Zucker, doch diese werden durch die Verdauung alle zu der von unseren Körpern verwertbaren Form umgewandelt, nämlich der Glukose, auch genannt Traubenzucker. Diese geht dann ins Blut über und man kann messen, wie stark die Menge nach der Mahlzeit ansteigt. Dies heißt Blutzuckerspiegel und ist vor allem bei Diabetes-Erkrankten ein elementarer Faktor. Sie können sich merken, dass Süßigkeiten und stark verarbeitete Getreide-produkte den Blutzucker am schnellsten ansteigen lassen. Naturbelassene, hochwertige Nahrungsmittel wie Vollkornprodukte, Kartoffeln, aber auch Karotten dagegen langsam. Auch Obst und einige Stärke-haltige Gemüse enthalten Kohlenhydrate.

Ein langsamer Anstieg ist wünschenswert, da dies auch einen langsamen Abfall des Blutzucker-spiegels bedeutet. Sie werden nach einer solchen Mahlzeit mit Vollkornbrot oder Hülsenfrüchten beispielsweise nicht das Problem haben, dass Ihre Energie nach einer Weile wieder verschwunden ist und Sie wieder hungrig und zittrig sind. Überflüssige Kohlenhydrate werden zu-erst gespeichert, darum lassen wir sie bei einer Diät weitestgehend weg. Reserven hat man als Abnehmwilliger ja genug. Gerade das Naschen von Süßem ergibt für Sie vielleicht nun ein wenig mehr Sinn, denn der einfach zu verwertende Zucker, oft gemischt mit Fett als Geschmacksträger, gelangt sehr schnell ins Blut. Wir fühlen uns dadurch fitter, stärker oder einfach nur ein bisschen besser. Selbstverständlich lieben wir dieses Gefühl, denn es ist tatsächlich so, dass wir in diesem Moment mehr Kraft haben und noch ein bisschen weitermachen können. Übrigens: Nicht nur mit körperlicher Aktivität, sondern auch mit geistiger, denn auch das Gehirn verbraucht Energie und liebt schnell zu verwertende

Kohlenhydrate. Das Problem dabei ist, dass diese schnell verbrannt sind und wir danach mehr wollen. Und wenn wir nur von diesen schnellen Hochs leben, spüren wir nicht mehr wirklich, wann es genug ist und wann wir zu viel zuführen und damit unsere Figur ruinieren.

Der Körper braucht rund um die Uhr Energie, nicht nur, wenn wir einen Sprint hinlegen, sondern auch im Schlaf, für den Herzschlag, den Stoffwechsel, die Gehirnfunktion und um Körper-wärme zu produzieren. Mit dem Begriff „**Grundumsatz**" ist gemeint, wie viele Kalorien ein Mensch in Ruhe, also ohne Bewegung und Denkarbeit verbraucht, um am Leben zu sein. Dieser Wert schwankt von Person zu Person, doch man kann dazu beitragen, dass er sich erhöht. Fett-gewebe verbraucht im Ruhezustand viel weniger Kalorien als Muskelmasse und darum hat Sport, vor allem Kraftsport, so einen Einfluss auf die Figur. Schon lange, nachdem Sie zum Bei-spiel von der Joggingrunde wieder zu Hause sind, bleibt der Nachbrenneffekt. Viele Menschen überschätzen jedoch, wie viele Kalorien ihr Sport verbrennt, und essen dann viel mehr, also sie durch die körperliche Aktivität wettmachen könnten. Für eine durchschnittliche Pizza müssten Sie beispielsweise über zwei Stunden Hula-Hoop machen.

Kommen wir nun zu den **Kalorien** bzw. Kilokalorien. Dieser Begriff fliegt uns andauernd um die Ohren, wenn wir uns mit Ernährung beschäftigen. Doch was ist das? Eine Kalorie ist kein Be-standteil des Essens, sondern bezeichnet die Menge an Energie, die ein bestimmtes Nahrungs-mittel freisetzen kann. Genauer gesagt ist es die Menge an Wärme, die notwendig ist, um ein Gramm Wasser um ein Grad Celsius aufzuheizen.

Auf den Verpackungen unserer Lebensmittel ist der **Energiewert** als kcal abgekürzt und seit 2010 ebenfalls in Kilojoule, einer Einheit, die physikalisch genauer berechnet werden kann, an-gegeben. Eine Kilokalorie entspricht 4,18 Kilojoule. Umgangssprachlich reden wir aber noch immer von Kalorien, wenn wir den Brennwert unserer Lebensmittel benennen wollen. Ohne dem Körper Kalorien zuzuführen, könnte ein normalgewichtiger Mensch nur ca. zwei Monate überleben. Jeder Mensch braucht im Durchschnitt 2000 bis 3000 Kalorien am Tag, wenn er nicht abnehmen möchte. Dieser Bedarf errechnet sich aus dem Grundumsatz und der Energie, die für die täglichen Aktivitäten benötigt werden. Im Internet finden Sie Kalorien-Rechner, um Ihren persönlichen Bedarf zu ermitteln. Wenn man ausnahmsweise einmal mehr Kalorien zu sich nimmt, als man braucht, ist dies nicht besonders problematisch und Sie brauchen davor keine Angst zu haben. Von einem Stück Schokolade wird man nicht dick. Ein Stück Schokolade jeden Tag ist dann möglicherweise schon wieder etwas anderes.

Ein grundlegender Kalorienüberschuss muss nach der Diät auf jeden Fall vermieden werden, um nicht wieder zuzunehmen. Um es noch einmal anders auszudrücken: Ausschließlich, wenn Sie durch Ihre Nahrung weniger Energie zuführen als Sie brauchen, nehmen Sie ab. Wenn Sie nicht abnehmen, dann ist dieser Umstand noch nicht eingetreten. Das ist simple Mathematik und es funktioniert genauso andersherum. Wenn Sie zunehmen, geben Sie Ihrem Körper mehr Nahrung, als er braucht, um die lebenswichtigen Funktionen am Laufen zu halten, Ihnen Ihre körperliche Aktivität und Ihre Denkarbeit zu ermöglichen und zu schlafen. Er ist klug und speichert alles Überschüssige.

Ein Denkfehler, den viele Übergewichtige gern machen, ist zu glauben, dass nur, weil etwas gesund ist, es nicht auf den Hüften landet. Die Nährstoffzusammensetzung ist für den Abnehmerfolg unerheblich. Egal, ob Chips oder Avocado, ob Eiscreme oder Obst. Wenn es nicht benötigt wird, um sofort in Energie verwandelt zu werden, wird es als Fettpolster gespeichert. Auch Ihr Hungergefühl ist nicht der beste Berater, den Sie haben, denn wenn man über-gewichtig ist, hat man lange Zeit mehr gegessen, als man eigentlich braucht. Dadurch hat sich der Magen geweitet, hat sich an die Portionen gewöhnt und verlangt Sie weiterhin.

22 + LEBENSMITTEL FÜR EINEN FLACHEN BAUCH

Die Frage ist nun noch: Was soll man essen, um die trainierte Mitte richtig in Szene zu setzen? Kommen wir nun zu den Dingen, die man auf jeden Fall in den Speiseplan integrieren sollte, um einen flachen Bauch zu erreichen. Es gibt einige Lebensmittel, die helfen, den durch Hula-Hooping gestrafften Bauch noch flacher wirken zu lassen. Diese möchte ich Ihnen nun vorstellen. Greifen Sie herzhaft zu und integrieren Sie sie mit gutem Wissen täglich in den Speiseplan.

- Bananen
- Äpfel
- Apfelessig
- Zitronen
- Papaya
- Beeren (frisch oder gefroren)
- Fisch
- Tofu
- Gurken
- Tomaten
- Avocados
- Sellerie
- Fenchel
- Spargel
- Joghurt (aus Milch oder pflanzlich)
- Buttermilch
- Leinsamen
- Olivenöl
- Kräuter (Gartenkräuter oder Wildkräuter)
- Ingwer
- Chili
- Zimt.

Da Ihr Magen während des Trainings nicht voll sein darf, sollten Sie den Tag über viel trinken. Wasser, aromatisiertes Wasser und ungesüßte Tees sind immer die erste Wahl, da sie keine Kalorien enthalten. Auch in frischem Obst ist viel Wasser enthalten, deswegen sind Früchte unter anderem so gesund und schmecken so befriedigend. Achten Sie auf frische Lebensmittel, die noch nicht zu lange im Laden gelegen haben, um die ganze Fülle der Vitamine mitzubekommen. Salate und Kräuter sollten vor allem frisch sein, sind es aber nicht immer, wenn man sie kauft und dann noch ein paar Tage im Kühlschrank lagert.

Salatgerichte sind eine vielversprechende Möglichkeit, um Vielfalt auf den Teller zu bringen. Wenn Sie merken, dass Sie das nicht genug sättigt, versuchen Sie mal, sättigende Lebensmittel zu integrieren. Hülsenfrüchte, Kichererbsen, Couscous, Bulgur, Hirse, Quinoa und Erbsen sind per-fekt geeignet und machen sich gut im frischen Salat mit leckerem Dressing. Auch Bowls haben ein ähnliches Prinzip und sind aktuell ein absoluter Foodtrend. Im Kapitel „runde und gesunde Rezepte“ habe ich gleich sechs tolle Bowls für Sie zusammengestellt.

Greifen Sie, wann immer möglich, zu Lebensmitteln aus Vollkorn. Es hat zwar die gleichen Kalo-rien wie Produkte aus gemahlenem Mehl, doch sind bei der naturbelasseneren Variante noch viel mehr Nährstoffe enthalten, die sättigen und für einen guten Stoffwechsel sorgen. Gerichte dürfen einfach sein. Sie brauchen nichts Kompliziertes, wenn Sie den Teller zur Hälfte mit Gemüse füllen und den Rest aufteilen. Zum einen brauchen Sie noch Protein und das letzte Viertel füllen Sie mit hochwertigen Kohlenhydraten.

ZUM ABSCHLUSS NOCH EINIGE ALLGEMEINE TIPPS ZUM ABNEHMEN

Genau wie beim Hula-Hoop-Training gilt auch bei der Ernährung, dass ein körperbewusster Ansatz Sie zwar nicht am schnellsten, dennoch aber garantiert ans Ziel bringt. Ich weiß sehr gut, dass man, wenn die Entscheidung einmal gefallen ist und man endlich etwas tun will, man auch schnelle Ergebnisse sehen will. Ich habe es am eigenen Leib erfahren, als ich mich entschied, endlich Sport zu machen. Ich schwitzte einen Monat lang jeden Tag und sah im Spiegel: nichts. Das war frustrierend, um ehrlich mit Ihnen zu sein. Als ich dann kurz davor war, meine täglichen Kalorien um 30 % herabzusetzen, hat mich ein Zeitungsartikel gerettet. Darin las ich über die negativen Effekte von Over Dieting. Wenn man zu wenig isst, ist es furchtbar schwer, noch mit klarem Verstand und Motivation durchs Leben zu gehen. Irgendwann übernimmt dann der Körper die Entscheidungsgewalt, weil er einfach nicht verhungern will, und wir geben entweder die Diät ganz auf oder essen auf einmal viel zu viel, um uns dann schlecht zu fühlen und neue Vorsätze zu schmieden. Aber dieses Verhalten ist gefährlich, da es uns in eine Essstörung führen kann. Davon sind nicht nur junge Frauen betroffen und jeder der ernsthaft abnehmen möchte, sollte sich davor schützen. Wir können uns schützen, indem wir genug essen. Das heißt, das Kaloriendefizit muss sanft sein. Nur so hoch, dass wir nicht ständig Hunger haben, und auf keinen Fall sollte es unter dem täglichen Grundumsatz liegen, wie wir im vorherigen Kapitel besprochen haben, denn auf diese Weise wird die Diät vom Gehirn nicht als eine bedrohliche Situation wahrgenommen. Mit positiven Reizen und liebevollen Gedanken kann man einfach mehr erreichen. Dazu kommt, dass Sie auf diese Weise noch genug Energie zur Verfügung haben, um weiterhin normal funktionieren zu können und Spaß am Hooping zu haben.

Das bedeutet jedoch nicht, dass Sie sich alles erlauben können, wenn Sie darauf aus sind, im Sommer einen flachen Bauch vorzuzeigen. Die Balance zwischen gesunden Lebensmitteln und Genuss muss stimmen. Und das bedeutet, dass Sie für dieses Ziel sicher auch verzichten müssen. Es ist ratsam, sich in dem Zusammenhang auch gleich zu überlegen, was Genuss für Sie bedeutet und wie Sie diese Dinge in eine gesunde, ausgewogene Ernährung einbauen könnten. Manche Menschen kommen damit aus, dass sie einmal in der Woche ihre Lieblingsspeise erlauben. Andere wiederum naschen jeden Tag eine Kleinigkeit, wie einen Riegel dunkle Schokolade. Auch hier geht es ganz nach Ihren persönlichen Vorlieben und Ihrem Charakter.

Suchen Sie bewusst nach einer Möglichkeit, die Ihnen entspricht, denn Naschen zum Beispiel ist nicht nur einfach lecker. Schon als Kinder wurden viele von uns mit Süßem belohnt und verbinden das Gefühl deswegen mit dem Gefühl, geliebt und behütet, anerkannt oder wertgeschätzt zu werden. Solche unbewussten Vorstellungen prägen uns und sind nicht einfach abzuschütteln, denn das innere Verbot aktiviert das Schmerzzentrum im Gehirn. Es ist aber nicht notwendig, strenge Verbote auszusprechen oder sich mit unerreichbaren Vorsätzen zu quälen. Werden Sie kreativ und fin-den Sie eine Lösung, die zwar Ihren Zielen entspricht, aber auch Ihre Schwächen einbezieht.

Wir nehmen nun ein typisches Beispiel: Jemand isst jeden Abend Chips beim Fernsehschauen. Für die Figur ist das nicht toll, das ist klar. Doch denken Sie ernsthaft, dass eine Person, die die-se Angewohnheit jahrelang kultiviert hat, das so einfach lassen kann – selbst, wenn sie versteht, dass es schlecht für ihr Herz ist und sogar sehr gern mit dem Naschen aufhören will? Die ehrliche Antwort ist, dass das nur die wenigsten schaffen. Was viel realistischer wäre, wäre ein schleichender Prozess.

Beispielsweise die Chips mit gerösteten Erdnüssen zu 50 % zu ersetzen. Dann ein wenig frischen knackiges Gemüse und Nüsse zu wählen und am Ende nur noch Gemüse mit einem eiweißreichen, fettarmen Dip zu naschen. Diese Angewohnheit wäre gar nicht mehr so schlecht, sondern würde sogar noch Vitamine zuführen. Ein anderer denkbarer Weg wäre, das Sitzen beim Fernsehschauen als den eigentlichen Übeltäter für die Gesundheit zu identifizieren. Hier könnte die Person ihr Hula-Hoop-Training auf den Abend verlegen und so mehr Bewegung einbauen. Denkbar wäre auch, dass sie nach und nach einen Abend mehr aus-wählt, an dem sie etwas anderes macht. Am Ende käme sie vielleicht auf einen Filmabend pro Woche mit gesunden Gemüsesticks zum Naschen. Diese Kalorien würde sie dann an den anderen Abenden mehr als wettmachen, weil sie, statt fernzusehen, nun zweimal Hula-Hoop-Training macht, an zwei Abenden ein Buch liest und einmal zum Yogakurs und einmal Joggen geht.

Ich hoffe, das Beispiel veranschaulicht das Prinzip einer vernünftigen Ernährungsumstellung für Sie. Langsame und stetige Änderungen fallen uns nicht so sehr auf und tun uns nicht weh. Was also ist für Sie aktuell noch notwendig und was können Sie ein Stück in Richtung gesünderer Alternativen bewegen? Noch ein Punkt ist, dass Sie sich nicht immer so ernähren müssen wie heute. Sie können sich also ruhig jetzt ohne schlechtes Gewissen ein paar Ausnahmen zugestehen, wenn Sie merken, Sie brauchen diese. Später sieht die Welt schon wieder anders aus, wenn Sie Ihre sportlichen Ziele in Richtung eines neuen Lebensstils, der gesunde Ernährung, Genuss und Hula-Hoop einschließt, nicht aus den Augen verlieren.

10 TIPPS, MIT DENEN SIE DAUERHAFT SCHLANK BLEIBEN

1. Essen Sie vor allem frische Lebensmittel. Obst und Gemüse können Sie wunderbar in Stücke schneiden und im Kühlschrank aufbewahren. Wenn der Apfel schon mundgerecht fertig ist, greift man viel eher zu!

2. Klar, niemand wird glücklich mit Salat allein. Sind Sie eher ein Schleckermaul oder lieben Sie salzige Snacks? Lernen Sie, Ihre liebsten Mahlzeiten Kalorien-sparend zuzubereiten. Es gibt zum Beispiel herrliche Rohkosttorten, die zwar nicht gerade fettarm sind, dafür aber ganz einfach aus frischesten Zutaten hergestellt werden und sehr gesund sind. Wenn Sie sich selbst kennen und wissen, wann Sie verzichten können und wann Sie vielleicht doch eine kleine Sünde brauchen, zum Beispiel während der Periode, können Sie diese gut einplanen und ohne schlechtes Gewissen genießen.

3. Kaufen Sie niemals hungrig ein. Überlegen Sie sich einen losen Wochenplan und schreiben Sie dann einen Einkaufszettel. Falls es eine süße oder salzige Ausnahme geben soll, planen Sie diese in Ihrer Kalorienbilanz ein und schrei-ben Sie sie ebenfalls auf den Einkaufszettel. Dann kaufen Sie konsequent danach ein, denn was man nicht im Haus hat, wird auch nicht gegessen.

4. Essen Sie sich satt an Salat, Gemüse, Obst, hochwertigen Fetten und guten Proteinen, wie Lachs, Nüssen, Beeren, Brokkoli, Spinat und Sprossen. Bei Kohlenhydraten setzen Sie auf Vollkorn. So bleibt weniger Platz für Ungesundes.

5. Jeden Tag konsequent etwas Hula-Hoop oder anderen Sport zu betreiben, ist unerlässlich. Nach der Abnahme fühlten Sie sich doch gleich fitter und leichter. Nutzen Sie die neugewonnene Energie! Bewegung ist nicht nur gut für die Figur, sondern vor allem eine Investition in Ihre Gesundheit.

6. Bauen Sie noch mehr Bewegung in den Alltag ein. 10.000 Schritte sollte jeder von uns täglich gehen. Und das zusätzlich zum Sport. Treppen statt Aufzug, Fahrrad statt Auto, Fußweg statt Straßenbahn heißt Ihr neues Motto!

7. Während der Abnehmphase haben Sie schon geübt, sich einzuschränken. Machen Sie sich klar, dass das auch weiterhin Teil Ihres Lebens sein wird und Sie abwägen müssen, ob Sie in dem Moment genießen oder auf die Figur ach-ten.

Manchmal werden Sie das eine und manchmal das andere wählen. Balance ist das Zauberwort.

8. Um Fett zu sparen, gewöhnen Sie sich an, Ihre Lebensmittel mit Mineralwasser statt Öl zu braten und beim Kochen Brühe statt Fett zu verwenden. Das spart tatsächlich eine Menge Kalorien und gibt trotzdem einen tollen Ge-schmack.

9. Schlafen Sie genug. 8 Stunden sollten es jede Nacht sein.

10. Machen Sie sich klar, dass Sie von nun an auf Ihre Ernährung achten und dass Sie diese auf Ihr Leben zuschneidern müssen. Gehen Sie abends geschäftlich oft essen oder haben Sie morgens wegen der Kinderschar wenig Zeit? Finden Sie eine neue Routine, die zu Ihrem Tagesablauf passt und die Sie auch durchhalten können. Genuss und Verzicht sind hierbei gleichermaßen wichtig.

Runde und gesunde Rezepte zum Nachkochen

Um ein wenig Spaß in Ihre gesunde Küche zu bringen und Ihnen die Möglichkeit zu geben, Ihr Hula-Hoop-Training optimal durch Ernährung zu unterstützen, zeige ich Ihnen nun ein paar Rezepte, die alle eines gemeinsam haben: Sie sind rund! Viel Spaß!

FRÜHSTÜCK

BREAKFAST-BOWL MIT KAKAO

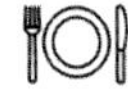 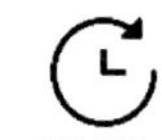 

2 Port. 15 Min. leicht

Zutaten für 2 Portionen

3 Bananen
200 ml Kokos-Reismilch
2 EL Kakao
2 EL Kokosraspeln
1 TL Honig
2 EL Haselnüsse
2 EL Kokoschips

1 Geben Sie zwei der Bananen mit der pflanzlichen Milch, dem Kakao und dem Honig in den Mixer. Vermengen Sie die Smoothie-Masse anschließend mit den Kokosraspeln. Geben Sie den Smoothie in zwei runde Schüsseln.

2 Hacken Sie die Haselnüsse. Schälen Sie die restliche Banane und garnieren Sie die Bowls da-mit. Dekorieren Sie sie dann mit Kokoschips und den gehackten Haselnüssen.

Guten Appetit!.

Nährwerte

494 kcal
20,4 g Kohlenhydrate
40,1 g Fett
6,8 g Eiweiß

MATCHA-SMOTHIE BOWL

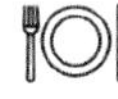 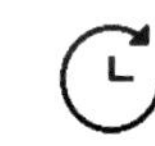 

2 Port. 15 Min. leicht

Zutaten für 2 Portionen

100 ml Mandelmilch
200 ml pflanzlicher Joghurt
1 Banane
½ reife Avocado
100 g Babyspinat
2 TL grüner Tee bzw. Matcha-Pulver
2 TL Honig
1 Kiwi
2 TL Mandelblättchen

Nährwerte

380 kcal
65 g Kohlenhydrate
7 g Fett
10,6 g Eiweiß

1 Halbieren Sie zuerst die zimmerwarme Avocado. Verwenden Sie jedoch nur die Hälfte ohne Kern und heben Sie die andere Hälfte mit dem Kern darin belassen für später auf. Lösen Sie zuerst das Fruchtfleisch mit einem großen Löffel heraus und geben Sie es in eine Schüssel. Schälen Sie die Banane und schneiden Sie das Fruchtfleisch in Stücke. Die Mandelmilch und den Spinat geben Sie mit den restlichen Zutaten und dem Honig in den Mixer und mixen das Obst, so-dass ein weicher Brei entsteht.

2 Füge Sie nun das Matcha-Pulver hinzu und mixen erneut. Ein Drittel des Breis können Sie nun in eine Schale geben, der Rest verbleibt im Mixer und wird noch-mals mit dem Joghurt vermischt. Geben Sie den Rest in die Schüssel, sodass ein attraktives Farbmuster entsteht. Schälen und schneiden Sie jetzt die Kiwi. Die Smoothie-Bowls werden nun mit den Mandelblättchen und der geschnittenen Kiwi dekoriert. Mit einem Löffel servieren und genießen.

Guten Appetit!

P. S.: für starke Muskeln dürfen Sie gern pro Portion noch einen Esslöffel zuckerarmes Protein-pulver mit Vanillegeschmack beim Mixen zufügen.

KEFIR- BOWL

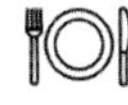 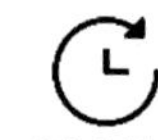 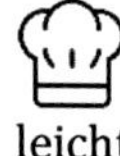

2 Port. 15 Min. leicht

Zutaten für 2 Portionen

1 Apfel
1 Birne
1 TL Zitronensaft
2 Orangen
60 g kernige Haferflocken
250 ml fettarmer Kefir
2 TL Honig
2 TL Hanfsamen

Nährwerte

515 kcal
54 g Kohlenhydrate
13,9 g Fett
23,5 g Eiweiß

1 Den Apfel und die Birne waschen, halbieren und entkernen. Raspeln Sie nun das Obst und vermischen es mit dem Zitronensaft, damit es nicht braun wird.

2 Verteilen Sie nun das ganze Obst gleichmäßig auf zwei Schalen und streuen jeweils die Hafer-flocken und den Honig dazu. Gießen Sie nun jeweils die Hälfte des Kefirs darüber und mischen das Müsli gut durch.

3 Die Orange schälen und quer in Scheiben schneiden. Legen Sie die Orangenscheiben im Kreis auf die Bowl und bestreuen Sie sie mit den Hanfsamen.

Guten Appetit!

FRÜHSTÜCKSBAGELS

 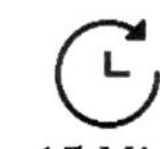 

2 Port. 15 Min. leicht

Zutaten für 2 Portionen

2 Bagel, frisch aufgebacken
2 EL fettarmer Frischkäse
50 g frischer Babyspinat
1 Tomate
4 Scheiben Putenschinken
1 Lauchzwiebel

Nährwerte

438 kcal
67 g Kohlenhydrate
9 g Fett
20,3 g Eiweiß

1 Backen Sie die Bagels frisch auf und schneiden in der Zwischenzeit die Tomate in Scheiben und die Lauchzwiebel in feine Ringe.

2 Bestreichen Sie jede Seite der Bagels mit Frischkäse. Belegen Sie sie dann mit dem Schinken, dem Spinat, der Tomate und bestreuen Sie sie mit Lauchzwiebelringen, bevor Sie die Oberseite wieder aufsetzen. Warm servieren.

Guten Appetit!

OMELETTE-UFOS

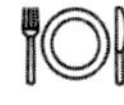
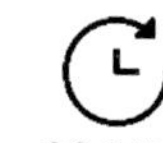

2 Port. 30 Min. leicht

Zutaten für 2 Portionen

Olivenöl
4 Eier
2 Champions
1 rote Paprika
2 EL Tiefkühl-Erbsen
2 EL gelbe Minitomaten
Salz
Pfeffer
Getrocknete Kräuter
Parmesan im Block

Sie benötigen außerdem noch eine sehr kleine Pfanne oder einen kleinen Tortenring aus Metall.

Nährwerte

266 kcal
9,5 g Kohlenhydrate
18,4 g Fett
13,2 g Eiweiß

1 Schlagen Sie zuerst alle Eier in eine Schale und verquirlen die Eimasse mit Salz, Pfeffer und Kräutern nach Geschmack.

2 Schneiden Sie die Paprika fein und halbieren Sie die Tomaten. Erhitzen Sie dann etwas Öl in einer Pfanne und geben Sie nach und nach das geschnittene Gemüse und die Erbsen hinein. Schmoren Sie es an und würzen nach Geschmack. Stellen Sie das Gemüse zur Seite und heizen den Backofen auf 180 °C Oberhitze vor.

3 Benutzen Sie zum Braten der Omeletts eine sehr kleine Pfanne oder, falls Sie keine haben, einen Tortenring. Geben Sie etwas Öl hinein. Wenn das Öl heiß ist, tunken Sie den Tortenring in das Öl und geben dann die aufgeschlagene Eimasse hinein. Wenn die Ränder stocken, entfernen Sie den heißen Ring vorsichtig mit einem Topflappen und wiederholen den Vorgang für alle Omeletts. Bei einer kleinen Pfanne brauchen Sie keinen Ring.

4 Wenn die Omeletts fertig gebraten sind, platzieren Sie sie auf zwei Tellern und löffeln das Gemüse darüber. Hobeln Sie etwas Käse obendrauf und geben Sie sie in den Backofen, bis der Käse geschmolzen ist.

Guten Appetit!

RUNDE SPIEGELEIER AUF SPINATKREISEN

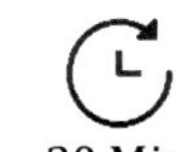

2 Port. 30 Min. leicht

Zutaten für 2 Portionen

1 Knoblauchzehe
400 g frischer Spinat
Olivenöl
4 Eier
Salz
Pfeffer
Paprikapulver
Scharfe Soße

Sie benötigen außerdem noch einen kleinen Tortenring aus Metall.

Nährwerte

362 kcal
12,4 g Kohlenhydrate
25,5 g Fett
17 g Eiweiß

1 Schälen Sie die Knoblauchzehe und schneiden Sie sie in sehr feine Scheiben. Geben Sie etwas Wasser in eine Pfanne und legen den Spinat sowie den Knoblauch hinein. Auf niedriger Hitze dünsten. Idealerweise können Sie nun auch schon die Teller vorwärmen.

2 Den Spinat, wenn dieser dunkelgrün und weich ist, mit Salz, Pfeffer und Paprika würzen. Ver-teilen die das Gemüse dann auch den zwei Tellern in einem Kreis.

3 Wischen Sie die Pfanne mit einem Küchenpapier aus und geben dann das Öl hinein. Wenn das Öl heiß ist, tunken Sie den Tortenring in das Öl und geben dann jeweils ein aufgeschlagenes Ei hinein. Wenn die Ränder stocken, entfernen Sie den heißen Ring vorsichtig mit einem Topflappen und wiederholen den Vorgang mit allen Eiern. Richten Sie die Spiegeleier-Kreise versetzt auf dem Spinat an und ziehen dann einen Kreis aus scharfer roter Soße um den Tellerrand.

Guten Appetit!

HAUPTGERICHTE ZUM MITTAG- ODER ABENDESSEN

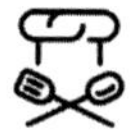

SELBST GEMACHTES SUSHI

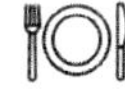 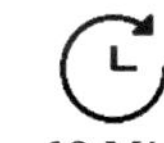 

2 Port. 60 Min. leicht

Zutaten für 2 Portionen

250 g Sushi-Reis
1 Dose Thunfisch
2 EL Mayonnaise
1 EL eingelegte Kapern
1 Avocado
3 Noriblätter
1 EL Reisessig
1 EL Zucker
½ TL Salz
Pfeffer
Korianderpulver
Sojasoße
Eingelegter Ingwer

Sie benötigen zusätzlich eine Sushi-Matte und ein sehr scharfes Messer.

Nährwerte

540 kcal
48 g Kohlenhydrate
33,4 g Fett
8 g Eiweiß

1 Bereiten Sie zuerst den Sushi-Reis zu, indem Sie ihn zuerst unter kaltem Wasser abspülen. Geben Sie den Reis nun mit 700 ml kaltem Wasser in einen Topf und bringen Sie das Wasser zum Kochen. Dann schalten Sie die Hitze auf mittlere Stufe herab und köcheln den Reis mit auf-gelegtem Deckel für 12 bis 15 Minuten, bis das Wasser aufgesogen wurde.

2 Lassen Sie den Reis noch 10 Minuten ruhen. In der Zwischenzeit schneiden Sie das Fleisch der Avocado in dünne Scheiben. Den Thunfisch nehmen Sie aus der Dose und geben ihn mit der Mayonnaise, den Kapern, Pfeffer und einer Prise Koriander in den Mixer. Mixen Sie, bis eine grobe Paste entstanden ist.

3 Würzen Sie nun den Reis mit dem Reisessig, dem Zucker und dem Salz.

4 Legen Sie eins der Noriblätter auf die Sushi-Matte, sodass die schimmernde Seite nach unten zeigt. Verteilen Sie Reis auf dem mittleren Drittel des Noriblattes. Geben Sie dann die Thunfischpaste und Avocado-Streifen auf das Ende des Noriblattes, das zu Ihnen zeigt. Rollen Sie nun das Blatt mithilfe der Sushi-Matte auf. Befeuchten Sie das Ende des Blattes mit Wasser und rollen Sie dann das Sushi fest auf.

5 Schneiden Sie die Sushi-Rollen mit einem scharfen Messer in Scheiben. Servieren Sie sie mit Sojasoße und dem eingelegten Ingwer.

Guten Appetit!

BOWL MIT THUNFISCH, MANGO UND EDAMAME

Bowls sind gesunde, ausgewogene Gerichte, die in einer runden Schüssel serviert werden. Das Gute: Sie sind facettenreich und haben trotz der gesunden Zutaten und dem günstigen Verhältnis von Nährstoffen und Sättigungsbeilagen einen Wohlfühlcharakter.

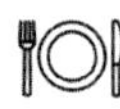 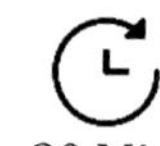 

2 Port. 30 Min. leicht

Zutaten für 2 Portionen

100 g Naturreis
300 g Thunfisch in Sushi-Qualität
1 reife Avocados
100 g geschälte Edamame
½ Gurke
1 reife Mango
Frühlingszwiebeln nach Belieben
Koriandergrün nach Belieben
50 ml Sojasoße
1 kleine Knoblauchzehen
2 EL Reisessig
2 EL Sesamöl
2 EL Olivenöl
gerösteter schwarzer Sesam

Nährwerte

657 kcal
36,8 g Kohlenhydrate
46 g Fett
14,7 g Eiweiß

1 Kochen Sie den Reis, wie auf der Packung beschrieben, und verteilen ihn, wenn er gar ist, direkt auf 2 Schalen. Schneiden Sie die gewaschenen Kräuter und den geschälten Knoblauch sehr fein und mischen diese mit der Sojasauce, dem Essig und Öl zu einem Dressing.

2 Schälen Sie nun die Mango und schneiden Sie sie in mundgerechte Würfel. Auch die Gurke waschen und in Würfel schneiden. Die Avocado halbieren, das Fruchtfleisch aus der Schale lösen, vom Kern entfernen und klein schneiden. Den Thunfisch trocken tupfen und mit einem sehr scharfen Messer in mundgerechte Stücke schneiden.

3 Richten Sie alle Zutaten auf dem Reis an, wobei Sie den Thunfisch nach Belieben noch mit et-was geröstetem Sesam und fein geschnittenen Frühlingszwiebeln bestreuen. Garnieren Sie mit paar Korianderblättern und gießen die Soße großzügig darüber. Sofort servieren.

Guten Appetit!

GEBRATENER TEMPEH MIT KAROTTENGEMÜSE

 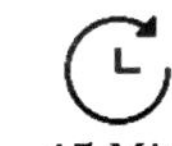 

2 Port. 45 Min. leicht

Zutaten für 2 Portionen

300 g Tempeh
700 g Karotten
1 EL Olivenöl
etwas Gemüsebrühpulver
Salz
Pfeffer

Nährwerte

472 kcal
27,1 g Kohlenhydrate
24,4 g Fett
28,6 g Eiweiß

1 Waschen Sie zuerst die Karotten gründlich mit einer Gemüsebürste ab. Schnei-den Sie sie nun mit dem Sparschäler feine Streifen.

2 Das Olivenöl in einer Pfanne erhitzen. Schneiden Sie nebenbei den Tempeh in 1 cm dicke Scheiben. Braten Sie nun die Tempeh-Scheiben von beiden Seiten sehr knusprig an und stellen Sie sie danach warm.

3 Reduzieren Sie die Hitze in der Pfanne und geben die Karottenstreifen in die Nachhitze. Streuen Sie das Gemüsebrühpulver darauf und löschen alles mit einer kleinen Menge stillem Mineralwasser oder Leitungswasser ab. Die Karotten brauchen nicht lange, lassen Sie sie nur für einige Minuten garen und richten Sie dann im Kreis um den Tempeh herum auf den Tellern an.

Guten Appetit!

JAPANISCHE PFANNKUCHEN – OKONOMIYAKI MIT SPARGEL

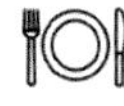 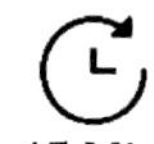 

2 Port. 45 Min. leicht

Zutaten für 2 Portionen

200 g Mehl
1 TL Backpulver
200 ml Gemüsebrühe
1 Ei
2 Lauchzwiebeln
250 g grüner Spargel
2 EL eher flüssige Mayonnaise
Scharfe Soße

Nährwerte

553 kcal
85 g Kohlenhydrate
14,4 g Fett
17 g Eiweiß

1 Hacken Sie die Lauchzwiebeln fein und legen zwei EL zur Seite. Mischen Sie das Mehl mit dem Backpulver. Formen Sie eine Mulde in der Mitte und geben die Lauchzwiebeln, das Ei und die Brühe hinein. Mischen Sie die Zutaten zu einem dicken Teig.

2 Schälen Sie bei Bedarf die Enden des Spargels. Geben Sie etwas Öl in eine Pfanne und braten den Spargel von beiden Seiten leicht an. Teilen Sie Portionen ab. Gießen Sie dann eine gute Menge des Pfannkuchenteigs über den Spargel und braten Sie diesen von beiden Seiten, bis der Pfannkuchen goldbraun ist. Verfahren Sie so, bis der Teig aufgebraucht ist.

3 Servieren Sie die dicken Pfannkuchen mit den Soßen beträufelt und mit den restlichen Lauch-zwiebeln bestreut.

Guten Appetit!

RUNDER FISCHSALAT

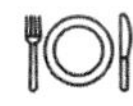 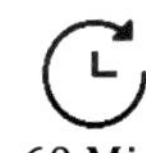 

2 Port. 60 Min. leicht

Zutaten für 2 Portionen

2 Matjes, jeweils als Doppel-Filets
½ Apfel
40 g Gewürzgurke, süß-sauer eingelegt
2 Knollen Rote Bete, süß-sauer eingelegt
3 Radieschen
50 g Crème fraîche
½ Schalotte
Frischer Dill
Salz
Pfeffer
4 Kartoffeln

Sie benötigen zusätzlich einen Tortenring bzw. Dessertring von 5,5 cm oder 8 cm Durchmesser. Je nach Größe können Sie einen oder mehrere Fischringe zubereiten.

Nährwerte

431 kcal
40 g Kohlenhydrate
20,7 g Fett
17,6 g Eiweiß

1 Zuerst Schälen Sie die Kartoffeln und kochen diese in Salzwasser gar.

2 In der Zwischenzeit die Schalotte fein würfeln. Den Apfel und die Radieschen verarbeiten Sie ungeschält und würfeln diese ebenso. Die Rote Bete und die Gurken heben Sie jeweils aus dem Glas und hacken diese. Hacken Sie auch die Kräuter, legen jedoch ein paar Stängel zum Garnieren beiseite.

3 Doppelfilets trennen und so zuschneiden, dass sie innen in den Tortenring passen und die Seiten damit bedeckt sind.

4 Die anfallenden Matjesabschnitte werden klein gewürfelt und mit den restlichen Zutaten vermischt. Die Crème fraîche verrühren Sie mit Salz und Pfeffer und den Kräutern. Schmecken Sie mit ein wenig Flüssigkeit den Rote-Bete-Suds ab. Das Dressing sollte jedoch nicht zu flüssig sein.

5 Mischen Sie den Salat mit dem Dressing und füllen diesen dann in die mit Fisch ausgelegten Ringe. Stellen Sie das Gericht noch kurz in den Kühlschrank, bevor Sie die Ringe vorsichtig entfernen und mit Pellkartoffeln servieren.

Guten Appetit!

ZUCCHINI-TOMATEN-RONDELL

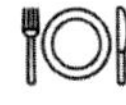 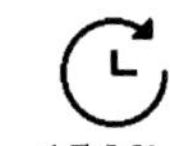 

2 Port. 15 Min. leicht

Zutaten für 2 Portionen

1 gelber Zucchino
1 grüner Zucchino
3 Roma-Tomaten
4 rote Zwiebeln
1 EL Olivenöl
1 Glas grünes Pesto

Sie benötigen außerdem eine runde, feuerfeste Form.

Nährwerte

555 kcal
8 g Kohlenhydrate
50,4 g Fett
7,7 g Eiweiß

1 Heizen Sie den Backofen auf 200 °C vor.

2 Waschen Sie Ihr Gemüse und schneiden es dann in gleich dicke Scheiben.

3 Streichen Sie Ihre Ofenform mit dem Öl ein und schichten Sie dann das Gemüse im Kreis, in-dem Sie an der Außenwand des Gefäßes beginnen und die Scheiben aneinanderlegen. Legen Sie immer: grüne Zucchini, Tomate, gelbe Zucchini, Zwiebel, sodass die Scheiben des Gemüses aufeinanderliegen und nur die Außenseiten die Gefäßwand berühren. Machen Sie einen zweiten Kreis und verwenden dann die Reste, um die Mitte auszustopfen.

4 Pinseln Sie nun das ganze Gemüse mit dem Pesto ein und geben die Form in den Backofen.

5 Wenn das Gemüse nach ca. 30 Minuten weich ist, entnehmen Sie die Form und servieren dieses leichte und beeindruckend aussehende Gericht mit etwas Brot.

Guten Appetit!

SÜẞKARTOFFEL-BOWL

 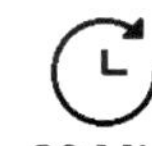 

2 Port. 80 Min. leicht

Zutaten für 2 Portionen

1 kleine Süßkartoffel
½ Brokkoli
50 g Rucola
1 Karotte
100 g Quinoa
1 Frühlingszwiebel
3 Radieschen
2 EL Erdnussbutter
½ TL Apfelessig
½ Schalotte
2 EL Erdnüsse geröstet und gesalzen
Salz
Pfeffer

Nährwerte

490 kcal
66 g Kohlenhydrate
14,2 g Fett
17,5 g Eiweiß

1 Heizen Sie den Backofen auf 200 °C vor. Stechen Sie die Süßkartoffel mehrmals mit einer Gabel ein und backen diese dann für 50 Minuten. In den letzten 20 Minuten geben Sie noch den Brokkoli hinzu.

2 Kochen Sie in der Zwischenzeit die Quinoa nach Packungsanleitung. Schälen Sie die Karotte und hobeln Sie sie dann mit dem Sparschäler in feine Streifen. Die Frühlingszwiebel und die Radieschen in feine Ringe Schneiden und den Rucola verlesen.

3 Das Dressing bereiten Sie zu, indem Sie die Erdnussbutter, die Schalotte, die Sie vorher gehackt haben, den Essig, etwas Wasser und Gewürze nach Belieben in ein Schraubglas geben und kräftig schütteln.

4 Gießen Sie nun die Quinoa ab und nehmen das Gemüse aus dem Ofen. Entfernen Sie die Schale der Süßkartoffel und richten alle Zutaten ansprechend in einer Bowl an. Garnieren Sie mit dem Dressing.

Guten Appetit!

SNACKS

HUMMUS UND GEMÜSESTICKS

2 Port.

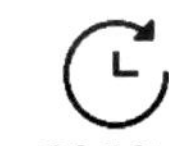
20 Min.

leicht

Zutaten für 2 Portionen

½ Gurke
4 Stangen Sellerie
4 Karotten
1 feste Tomate
1 Dose Kichererbsen
1 Knoblauchzehe
1 EL Sesampaste (Tahini)
Salz
Pfeffer
1 TL Zitronensaft

Nährwerte

273 kcal
33,6 g Kohlenhydrate
12,8 g Fett
11,5 g Eiweiß

1 Zuerst das Gemüse waschen, bei Bedarf schälen und in mundgerechte Stifte schneide. Schälen Sie auch den Knoblauch mit einem scharfen Messer.

2 Gießen Sie die Kichererbsen ab. Das Wasser in der Dose nicht entsorgen, da sich daraus auch tolle Rezepte kreieren lassen. Geben Sie die Kichererbsen mit Salz, Pfeffer, der Knoblauchzehe und der Tahini in einen Mixer. Pürieren Sie die Masse, bis sie cremig ist, und schmecken dann mit Zitronensaft ab.

3 Geben Sie den Hummus in kleine Sälchen und stellen diese in die Mitte eines Tellers. Richten Sie das Gemüse strahlenförmig um den Dip herum an.

Guten Appetit!

BROTRING

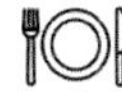 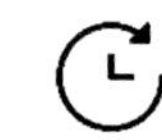 

1 Brot 45 Min. leicht

Zutaten für ein Brot

2 Dosen aufbackbare Croissants
4 fleischige Tomaten
5 Champions
½ Paprika
5 Scheiben luftgetrockneter Schinken
2 EL gehackte, eingelegte Chilis
½ Packung geriebener Käse
2 EL frische Kräuter, gehackt

Nährwerte pro Brot

1573 kcal
106 g Kohlenhydrate
87 g Fett
65 g Eiweiß

1 Heizen Sie den Backofen auf 175 °C vor. Legen Sie ein Blech mit Backpapier aus. Rollen Sie die beiden Teige aus den Dosen und setzen Sie die Dreiecke dann überlappend auf dem Blech so zusammen, dass sie mit den schmalen Enden einen Kreis bilden und sich die Spitzen wie bei einem Stern nach außen legen.

2 Schneiden Sie Pilze, Tomate und Paprika in mundgerechte Stücke. Geben Sie das Gemüse und den Schinken auf die Dreiecke und schließen Sie mit dem Käse und den Kräutern ab.

3 Backen Sie das Brot für 20 bis 30 Minuten, bis es goldbraun ist und servieren Sie es noch warm als Fingerfood.

Guten Appetit!

ROASTBEEF-KANAPEES

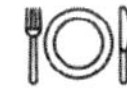 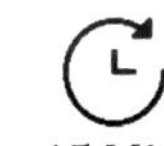 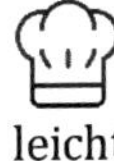

2 Port. 15 Min. leicht

Zutaten für 2 Portionen

1 Packung kleine runde Pumpernickel
1 EL Tomatenmark
Roastbeef in Scheiben
1 Bund Radieschen
Salz
Pfeffer grob gemahlen

Nährwerte

301 kcal
31 g Kohlenhydrate
5,5 g Fett
28 g Eiweiß

1 Bestreichen Sie die Pumpernickel dünn mit dem Tomatenmark. Legen Sie an-schließend auf jedes eine Scheibe Roastbeef.

2 Schneiden Sie die Radieschen in feine Scheiben und legen mehrere auf das Fleisch. Bestreuen Sie mit Salz und frischem, zerstoßenem Pfeffer.

Guten Appetit!.

AUBERGINEN-MINI-PIZZA

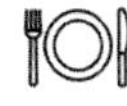
2 Port.

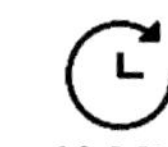
60 Min.

leicht

Zutaten für 2 Portionen

½ Aubergine
2 EL passierte Tomaten
3 schwarze Oliven, entsteint
2 EL geriebener Käse
½ EL Olivenöl
Salz
Pfeffer

Nährwerte

144 kcal
5 g Kohlenhydrate
16,7 g Fett
6 g Eiweiß

1 Schneiden Sie zuerst die Auberginen in dicke Scheiben, die Sie von beiden Seiten mit Salz be-streuen und so 20 Minuten ruhen lassen. Heizen Sie den Backofen auf 200 °C vor.

2 Sobald Wasser austritt, tupfen Sie das Gemüse mit Küchenpapier ab. Legen Sie die Scheiben auf ein mit Olivenöl bestrichenes Blech. Schneiden Sie nun die Oliven in feine Ringe.

3 Bestreichen Sie die Auberginenscheiben mit passierten Tomaten und bestreuen Sie sie dann mit Salz und Pfeffer. Belegen Sie sie dann mit den Olivenringen und dem Käse. Geben Sie das Backblech in den Ofen und backen ca. 30 Minuten, bis die Aubergine weich und der Käse geschmolzen ist.

Guten Appetit!

ENERGIE-OVALE

 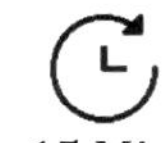 

2 Port. 15 Min. leicht

Zutaten für 10 Kugeln

250 g Datteln
100 g gemahlene Mandeln
3 EL Kakaopulver
50 g ganze Mandeln

Nährwerte pro Kugel

172 kcal
17,2 g Kohlenhydrate
6,8 g Fett
4 g Eiweiß

1 Zuerst müssen Sie die Datteln entkernen. Geben Sie im Anschluss die Datteln mit dem Mandelmehl und dem Kakao in einen starken Mixer und mixen, bis ein dicker, klumpiger Brei entsteht.

2 Nehmen Sie von der Mischung jeweils esslöffelweise Portionen ab und rollen diese zu einer Kugel. Drücken Sie die Kugeln etwas flach und pressen eine Mandel in die Mitte.

3 Legen Sie die Ovale bis zum Verzehr in den Kühlschrank.

Guten Appetit!

HÜTTENKÄSE UND OBST

 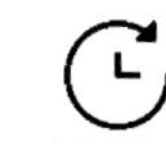 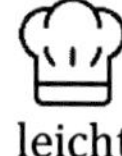

2 Port. 15 Min. leicht

Zutaten für 2 Portionen

1 Becher Hüttenkäse (oder körniger Frischkäse)
2 süße Äpfel
2 Birnen
2 Orangen
½ TL Zimt

1 Waschen Sie zuerst das ganze Obst und schneiden es in Stangen. Lassen Sie sehr gern die Schale der Birnen und des Apfels dran, um die vielen Vitamine zu erhalten.

2 Geben Sie dann den Hüttenkäse in zwei kleine Schüsseln und richten das Obst mit Zimt bestreut strahlenförmig auf einem Teller an, in dessen Mitte Sie die Schälchen mit Hüttenkäse zum Dippen setzen.

Guten Appetit!

Nährwerte

316 kcal
48 g Kohlenhydrate
5,3 g Fett
15 g Eiweiß

DESSERTS

SCHOKOLADIGE APFELRINGE

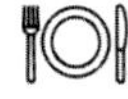 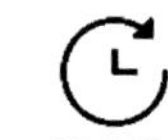 

2 Port. 60 Min. leicht

Zutaten für 2 Portionen

Eine Tafel Zartbitterschokolade mit mindestens 70 % Kakaoanteil
2 große süße Äpfel
1 TL grobes Meersalz

Nährwerte

340 kcal
43 g Kohlenhydrate
16 g Fett
3,6 g Eiweiß

1 Waschen Sie die Äpfel gut ab. Entkernen Sie diese dann mit einem speziellen Entkerner und schneiden Sie das Fruchtfleisch in Scheiben.

2 Die Zartbitterschokolade nun in Stücke brechen und in einen kleinen Topf oder ein flaches Gefäß aus Metall geben. Bringen Sie einen etwas größeren Topf mit Wasser zum Kochen. Nun schalten Sie die Hitze herunter, sodass kein Wasser in die Schokolade spritzen kann. Das Gefäß mit der Schokolade in das heiße Wasser geben und die Schokolade darin schmelzen lassen.

3 Nehmen Sie die Schokolade vom Herd und tauchen die Apfelringe ganz oder zur Hälfte in die flüssige Schokolade. Legen Sie die Ringe zum Auskühlen auf ein Gitter und streuen das Salz sparsam auf die noch feuchte Schokolade. Im Kühlschrank ganz aushärten lassen und bis zum Verzehr aufbewahren.

Guten Appetit!

EISCREMESANDWICHES AUS BEEREN

 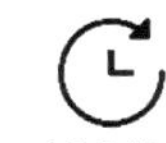 

2 Port. 15 Min. leicht

Zutaten für 2 Portionen

400 g gefrorene Beeren – Sie können einen fertigen Beerenmix aus dem Super-markt verwenden oder die Beeren aus dem eigenen Garten einfrieren
50 ml Hafermilch
2 EL Honig
Eine Prise Zimt
8 runde Butterkekse, mit Schokoladengeschmack oder Natur

Nährwerte

315 kcal
54,4 g Kohlenhydrate
7 g Fett
3 g Eiweiß

1 Geben Sie die tiefgefrorenen Beeren mit dem Honig, dem Zimt und der Hafermilch in einen starken Mixer. Pürieren Sie das Obst zu einer cremigen Masse, indem Sie bei Bedarf noch etwas Wasser oder Hafermilch dazugeben, falls die Masse zu fest ist. Lassen Sie das Eis kurz im Eisfach ruhen, während Sie die Kek-se ausbreiten. Verteilen Sie jeweils einen großzügigen Esslöffel auf der Hälfte der Anzahl der Kekse. Die andere Hälfte der Kekse setzen Sie auf das Eis, um Sandwiches zu machen. Sie können die Sandwiches sofort servieren oder nochmals richtig einfrieren lassen.

Guten Appetit!.

PEANUTBUTTER-CUPS

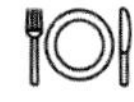 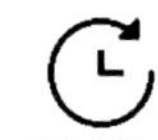 

2 Port. 90 Min. leicht

Zutaten für 2 Portionen

Eine Tafel Schokolade, zartbitter
100 g Erdnussbutter
3 EL Kokosöl
2 EL Honig
Eine Prise grobes Meersalz
Sie benötigen zusätzlich. 15 Mini-Muffinförmchen aus Papier oder Silikon

Nährwerte pro Cup

88 kcal
6,5 g Kohlenhydrate
5,7 g Fett
2 g Eiweiß

1 Legen Sie eine Form mit den Förmchen aus, sodass diese durch den Rand gestützt sind, wenn sie gefüllt werden.

2 Brechen Sie die Schokolade in eine Schüssel und geben 2 EL des Kokosöls hinzu. Erwärmen Sie die Schüssel nun im Wasserbad, bis die Schokolade geschmolzen ist, wobei Sie Acht geben müssen, dass kein Tropfen Wasser in die Schokolade läuft. Löffeln Sie nun in jedes der Förmchen eine kleine Menge der Schokolade, bis ca. ein Drittel aufgebraucht ist. Geben Sie die gefüllten Förmchen 15 bis 20 Minuten in den Kühlschrank zum Abkühlen.

Geben Sie die Erdnussbutter mit dem Honig und dem restlichen Kokosöl in eine zweite Schüssel und erwärmen diese ebenfalls im Wasserbad, bis sie weich ist. Löffeln Sie die ganze Masse in die Förmchen. Lassen Sie auch diese Schicht im Kühlschrank fest werden.

3 Erwärmen Sie die Schokolade erneut und verteilen die restliche Menge auf der Erdnussbutterschicht. Streuen Sie dann auf jedes Förmchen ein paar Körner grobes Meersalz und lassen die Peanutbutter-Cups im Kühlschrank mindestens 30 Minuten aushärten.

Sie können die kleinen Süßigkeiten später in einem geschlossenen Gefäß im Kühlschrank auf-bewahren.

Guten Appetit!

SWEET BOWL

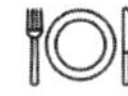
2 Port.

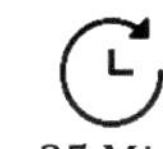
25 Min.

leicht

**Zutaten
für 2 Portionen**

200 g Magerquark
1 EL Honig
½ TL Vanillepulver
100 g Zartbitterschokolade
2 Physalis
1 Kiwi
¼ Ananas

Nährwerte

513 kcal
68 g Kohlenhydrate
17,2 g Fett
16 g Eiweiß

1 Mischen Sie den Quark mit 2 EL Wasser, dem Vanillepulver und dem Honig, bis er glatt ist. Hacken Sie nun ein Drittel der Schokolade und rühren sie unter den Quark. Auf zwei runde Schalen verteilen.

2 Die Kiwi schälen und in Scheiben schneiden. Die Physalis vom Strunk befreien, halbieren und in Streifen schneiden. Die Ananas von der Rinde schälen und in mundgerechte Stücke schneiden. Geben Sie das Obst auf den Quark.

3 Schmelzen Sie die Schokolade im Wasserbad, wobei Sie Acht geben müssen, dass kein Wasser in die Schokolade gelangt. Löffeln Sie die flüssige Schokolade dann über das Obst und stellen das Dessert noch 30 Minuten kalt.

Guten Appetit!

SÜßE SANDWICHES

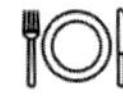  

2 Port. 10 Min. leicht

**Zutaten
für 2 Portionen**

4 Reiskuchen
½ Apfel
½ Banane
2 EL Schokocreme
2 EL Mandelbutter
Eine Prise gemahlene Vanille
Eine Prise Kakao

Nährwerte

236 kcal
40,5 g Kohlenhydrate
5,8 g Fett
3,5 g Eiweiß

1 Bestreichen Sie je zwei Reiskuchen mit Mandelbutter und zwei mit Schokocreme. Schneiden Sie den Apfel und die geschälte Banane in feine Scheiben.

2 Belegen Sie nun die Schokocreme mit den Apfelscheiben und bestreuen Sie den Apfel mit et-was Kakao. Belegen Sie das Mandelmus mit den Bananenscheiben und bestreuen Sie die Banane mit etwas Vanille.

Guten Appetit!

GRIEßBREI MIT SAUREN FRÜCHTEN

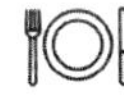 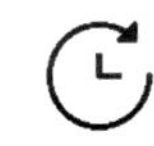 

2 Port. 15 Min. leicht

Zutaten für 2 Portionen

250 ml pflanzliche Milch
1 Päckchen Vanillezucker
1 EL Rohrohrzucker
25 g Vollkorngrieß
2 Kiwis
125 g tiefgefrorene Himbeeren
1 TL Honig

Nährwerte

231 kcal
46,5 g Kohlenhydrate
2 g Fett
3,1 g Eiweiß

1 Erwärmen Sie zuerst die Milch auf mittlerer Hitze mit dem Zucker und dem Vanillezucker vermischt. Streuen Sie dann den Grieß in die heiße Milch ein und lassen den Brei auf kleiner Hitze und unter Rühren 5 bis 8 Minuten quellen.

2 Die Kiwis schälen und in Scheiben schneiden. Geben Sie auch die Himbeeren in einen Topf mit dem Honig und tauen die Beeren bei schwacher Hitze auf. Richten Sie den warmen Grießbrei in zwei Schüsseln an und geben darauf kreisförmig die heißen Himbeeren. Garnieren Sie das Dessert mittig mit den Kiwis.

Guten Appetit!

Fazit

Ich hoffe, dieses E-Book hat Ihnen Freude gemacht und viele neue Impulse geliefert. Wir haben die Techniken des Hoopings besprochen und auch gelernt, dass es für manche Menschen etwas dauern kann, bis der Reifen oben bleibt. Ich würde mich freuen, wenn ich auch Sie ermutigen konnte, es weiterhin zu versuchen, bis es klappt, denn ich verspreche, die Geduld zahlt sich ungemein aus. Sie kennen jetzt coole Hoop-Tricks, Sie haben vielleicht schon mal in den Hoop-Dance hineingeschnuppert und hoffentlich bereits viel Zeit mit dem geliebten Reifen verbracht. Den Trainingsplan haben Sie hoffentlich bereits ein wenig abgearbeitet und Ihre Fortschritte fleißig notiert. Ich habe ein wenig über meinen Ansatz gesunder Ernährung und Fitness gesprochen und Sie vielleicht sogar zu einem entspannten Mindset inspiriert.

Mein Ziel war es, dass ich Sie zu einem neuen Hobby anregen konnte und Hula-Hoop Teil Ihres Lebens wird. Denn ein so schöner Sport, der nahezu jedem offensteht, günstig ist und eine der häufigsten Problemzonen in Form bringt, verdient noch mehr Aufmerksamkeit. Die Vorteile intensiven Kardiotrainings werden mit Körper-formenden Effekten ideal verbunden. Hooping kann Sie ein Leben lang begleiten und ist für Jung und Alt ein großer Spaß.

Für mich ist der Hula-Hoop-Reifen mehr als ein Sportgerät. Der Reifen kann auch für Sie zu einer treuen Freundin werden, wenn Sie es zulassen wollen. Hula-Hooping hat auch eine spirituelle Seite und kann die Menschen, die dahin gehend sensibel sind, mit den Kräften der Natur und des Universums verbinden. Der leichtfüßige Sport inspiriert zu einem liebevollen und bewussten Umgang mit dem eigenen Körper und lehrt uns Durchhaltevermögen und Lebensfreude. Freude an den simplen, einfachen Dingen des Lebens und auch ein Urvertrauen in den Lern-prozess. All diese Fähigkeiten können uns auch im Leben weiterbringen, davon bin ich über-zeugt.

Ich wünsche Ihnen viel Spaß auf Ihrem weiteren Weg!

Begriffserklärungen

Hula-Hoop: Eine Spiel- und Sportart, bei der ein Reifen aus Plastik, Holz oder Metall mit Schwung um die Hüfte gedreht wird.

Hooping: Andere, modernere Bezeichnung für Hula-Hoop. Das Verb dazu ist hoopen.

Fitnesstrend: Sportart, die aktuell populär ist und von vielen durch Medien und Influencer neu entdeckt wird.

Kalorien: Eine Maßeinheit, die die Energie der Nahrungs-mittel angibt.

Hooping-Szene: Gemeinschaft von Menschen, die gern Hula-Hoop machen und sich dadurch verbunden fühlen, teilweise auch an regelmäßigen Treffen oder Festivals teilnehmen.

Hoop-Dance: Tanzen mit dem Hula-Hoop-Reifen, allein für sich oder als Vorführungen auf der Straße, im Zirkus, Nachtclub etc.

Hoop-Tricks: akrobatische Tricks und kleine Handgriffe mit dem Hula-Hoop-Reifen.

Hula: Tanz der Hawaiianischen Eingeborenen. Namensgebend für Hula-Hoop, auch wenn diese Bezeichnung heute eher korrekterweise durch Hooping ersetzt wird.

Manie: ein Hochgefühl, hier ist eine allgemeine Begeisterung von vielen Menschen gemeint.

Subkultur: Eine von dem Mainstream abgegrenzte Gemeinschaft mit besonderen Interessen, die diese Personen verbindet.

Pandemie: Globale Welle von Erkrankungen, hier gemeint ist die Corona-Pandemie 2020 und 2021.

Sit-ups: Übung für die Bauchmuskeln, bei der man auf dem Rücken liegend den Oberkörper hebt und dabei den Bauch anspannt.

Crunches: Ähnlich zu Sit-ups, jedoch bewegt man sich nicht ganz so weit nach oben und schont so den Rücken.

Blutwerte: Auswertung der Zusammensetzung des Blutes, die Aufschluss auf verschiedene gesundheitliche Faktoren gibt.

Cholesterin: Eine Art Fett, das im Blut transportiert wird und sich leider in den Blutgefäßen anlagern kann. Erhöhte Cholesterinwerte können zu Herzinfarkt und Schlaganfall führen.

Trainingsintensität: Wie stark Sie trainieren und wie viel Anstrengung Sie das jeweilige Training kostet.

Rückbildung: Übungen, mit denen Frauen nach der Geburt ihren Beckenbereich trainieren und die Heilung der Geburtswunden positiv beeinflussen können.

Pensum: Bestimmte Menge, die man sich zu erledigen vorgenommen hat. Zwei Beispiele: Sportpensum bezeichnen die geplanten Trainingseinheiten. Arbeitspensum bezeichnet die noch zu erledigende Arbeit

Homeoffice-Zeit: Zeitraum, in dem man zu Hause arbeitet.

Wurfzelt: Zelt zum Campen, das nicht mit Stangen aufgebaut werden muss, sondern sich selbst entfaltet, indem man es in die Luft wirft.

Fluss des Reifens: bezeichnet das ungestörte Kreisen des Reifens, ohne dass er in Schieflage oder ins Schlingern gerät.

Yogamatten: Von unten rutschfeste, weiche Unterlagen für Yoga, Pilates und Gymnastik, die Sie im Fachgeschäft erhalten.

Mobilität: Die Fähigkeit, den Körper gut bewegen zu können und flexibel zu sein.

Muskelkater/Hula-Kater: Schmerzen in dem Bereich des Körpers, der trainiert wurde.

Myofibrillen: feines Muskelgewebe.

Entzündungsreaktion: Reaktion des Körpers auf Verletzungen oder andere ungewollte Prozesse.

Regenerationszeit: Zeitraum, den es braucht, bis eine Körperstelle wieder voll gesund ist.

Kardiotraining: Sportliche Betätigung, die die Ausdauer fördert und das Herz stärkt. Den Gegensatz dazu bildet der Muskelaufbau als sportliche Aktivität.

Arnika: Heilpflanze, aus der Salbe hergestellt wird. Diese lindert Verspannungen und Muskelschmerzen.

Blaue Flecken/Prellungen: Diese Male entstehen unter der Haut, wenn sie durch einen Stoß verletzt wird und Blut sich unter der Haut verteilt. In kleinem Maße meist ungefährlich können blaue Flecken sehr schmerzen und klingen nach einigen Tagen wieder ab.

Menstruierend: die Regelblutung habend

Obsession: übertriebene Konzentration auf ein bestimmtes Thema, verbunden mit Ängsten und Zwängen.

Durchschnitt: Mittelwert verschiedener Werte

Aufwärmen: Übungen, die Sie vor dem Hula-Hoop-Training machen können, damit sich der Herzschlag erhöht und Ihnen warm wird.

Dehnen: Übungen, die die Muskeln, Sehnen und umhüllenden Faszien lang ziehen, um diese geschmeidig und beweglich zu halten.

Tap: Kleiner Tipp-Schritt, bei dem der Fuß nicht ganz ab-gestellt und nicht voll belastet wird.

Salsa: Südamerikanischer, flotter Paartanz.

Yin-Yoga: Yoga ist ein spiritueller Weg der geistigen und körperlichen Heilung, der auch Bewegung einschließt. Beim Yin-Yoga werden die einzelnen körperlichen Übungspositionen besonders lange gehalten.

Vierfüßlerstand: Position, in der Sie auf den Knien und auf dem Boden aufgestellten Händen balancieren.

Haltung: Art und Weise, wie der Körper ausgerichtet ist, beim Stehen, Gehen und auch beim Sitzen. Die Haltung kann viel dazu beitragen, Verspannungen vorzubeugen oder, bei schlechter Haltung, Abnutzungserscheinungen des Skeletts zu beschleunigen.

Lendenwirbel: Teilstücke der Wirbelsäule, die sich im Bereich des Beckens befinden und sehr dick sind.

Bandscheibenvorfall: Verletzung der Wirbelsäule, bei der die dämpfende Schicht zwischen den Wirbeln verletzt wird.

Gebetshaltung: Die Hände sind hier mit den Handflächen vor der Brust zusammengelegt, der Kopf meist gesenkt.

Klick-Moment: Augenblick, in dem einem etwas klar wird, man einen Zusammenhang versteht.

Wiegeschritt: Auf den Füßen nach vorn und hinten wippende Bewegung, wobei die Füße am Boden bleiben und der Oberkörper wie eine Wiege schaukelt.

Gegendrehung: Wenn Sie Ihren Körper in eine der Um-laufbahn des Reifens entgegengesetzte Richtung drehen.

Gegenanzeigen: Umstände, die gegen eine Aktivität sprechen oder die Ausübung einer Sportart unmöglich machen.

Verkrampft: psychisch oder körperlich angespannt und nicht locker, deswegen auch unbeweglich

Ausdauer: Körperliche Fitness, die dazu befähigt, lange Sport zu machen.

Hoopen: (Verb) Hula-Hoop machen.

Influencer: Personen des öffentlichen Lebens, vor allem in sozialen Netzwerken wie Instagram, YouTube oder Blogs, die Ihre Follower zu Trends inspirieren.

Körperwahrnehmung: Die individuelle Weise, in der man seinen eigenen Körper spürt und wie man ihn einschätzt.

Shimmy: Schnelle Auf- und Abbewegungen mit einem Körperteil, vor allem der Hüfte. Shimmys sind bei vielen Standardtänzen eine bekannte Übung.

Waist-Hooping: Normales Hula-Hoop, bei dem der Reifen und die Taille kreist.

Pulses: Aus dem Englischen entlehnt (pulsieren) sind Pulses schnelle, kurze Auf- und Abbewegungen der Arme oder Beine, die vor allem beim Fitnesstraining bekannt sind.

Hand-Hooping: Übungen, bei denen der Hula-Hoop-Reifen um die Hände kreist.

Traumatisiert: geistig oder körperlich mitgenommen, nach einem erschreckenden Erlebnis oder auf körperlicher Ebene nach einem Unfall oder anderen Verletzungen.

Liebeskugel / Yoni-Ei: Kugeln aus Glas, Plastik oder anderen Materialien, die in die Scheide eingeführt werden, um die Muskulatur im Becken zu trainieren und zu kräftigen. Yoni ist der indische Begriff für das weibliche Geschlecht.

Leg-Hooping: Hula-Hoop mit den Beinen.

Timing: Die Fähigkeit, zum richtigen, passenden Zeitpunkt an einem bestimmten Ort zu sein oder eine bestimmte Aktion auszuführen. Beim Tanz wird auch ein gutes Rhythmusgefühl als Timing bezeichnet, da es dazu verhilft, die Figuren im Takt zu tanzen.

Downward: (englisch) nach unten.

Upward: (Englisch) nach oben.

Sphäre: Runde Form, die jemanden umgibt, – in der antiken Vorstellung bezeichnete sie das kugelige Himmelsgewölbe.

Isolation: Die Aktion, etwas besonders abzugrenzen. Beim Hula-Hoop ist eine Isolation ein Trick, bei dem der Reifen meist verlangsamt wird und scheinbar nicht mit dem Kör-per interagiert, nicht daran kreist.

Orbit: (Englisch) Umlaufbahn.

Fold: (Englisch)Falten.

Vortex: (Englisch) Spirale.

Flow: (Englisch) Fließen. Der Begriff bezeichnet im Hula-Hoop eine Abfolge fließender Bewegungen oder ineinander übergehender Tricks.

Elbow-Hooping: Hula-Hoop-Übung, bei der der Reifen um den Ellenbogen kreist.

Offene Seite: Bezeichnet im Hula-Hoop den Abschnitt des Reifens, der nicht am Körper anliegt.

Verkopftheit: Zu sehr nachdenkend, wobei der oder die Betroffene nicht loslassen und sich entspannen kann.

Playlist: Liste mit Musiktiteln, die nacheinander abgespielt werden.

Abzappeln: Entspannt zu tanzen, ohne sich um das eigene Aussehen oder die Blicke anderer zu kümmern.

Tutorials: (Englisch) Anleitungen im Internet, die einem Schritt für Schritt zeigen, wie man etwas Bestimmtes tut.

Spirituell: mit dem geistigen oder religiösen verbunden, die Seele ansprechend

Transformation: Weiterentwicklung oder Veränderung auf spiritueller Ebene

Transzendieren: über einen Zustand hinauswachsen oder mehr als das Bestehende begreifen

Astronomisch: die Lehre der Astronomie, des Himmels, der Sterne und Planeten, betreffend

Balance: eine Ausgeglichenheit verschiedener Faktoren

Linear: in gerader Linie verlaufend

Chakren: Energiepunkte im Körper nach fernöstlicher Lehre

Choreografie: Abfolge von Tanzschritten bei einer Vorführung

Stoisch: stur und etwas verfolgend, ohne abzuweichen

Elementar: sehr grundlegend

Lernkurve: Der Verlauf des Fortschrittes, in dem man bei einer Tätigkeit besser wird und lernt. Eine steile Lernkurve bedeutet, dass man schnell etwas lernt.

Komponente: ein Teil von etwas Ganzem

Jo-Jo-Effekt: Der Effekt, dass man nach einer Diät die verlorenen Pfunde wieder zunimmt und sogar noch mehr wiegt als vor der Diät.

Defizit: eine Menge, weniger als benötigt

Faktor: Ein Umstand oder eine Sache, die wichtig ist und die Bedingungen der Situation maßgeblich mitbestimmt.

Radikal: streng oder extrem

Super skinny: (Englisch) sehr dünn

Veranlagung: genetische Vorbestimmung des Körpers, beispielsweise beim Gewicht oder vererbten Krankheiten

Ausgewogen: In Balance, nichts überwiegt zu stark oder wird übermäßig betrieben.

Makronährstoffe: Die drei großen Gruppen der Nährstoffe, die für den Körper überlebenswichtig sind, nämlich Fett, Kohlenhydrate und Proteine bzw. Eiweiß.

Vitamine: Nährstoffe, die überlebenswichtig sind.

Mineralien: Aus pflanzlichen oder tierischen Quellen gebildete Nährstoffe, die überlebenswichtig für den Körper sind.

Spurenelemente: Nährstoffe, die der Körper nur in winzigen Mengen benötigt, die aber dennoch überlebenswichtig sind.

Stoffwechsel: Die Funktion des Körpers, bei der er die aufgenommenen Stoffe und die Nahrung verwerten und bis in die Zellen transportiert, auch Metabolismus genannt.

Grundumsatz: Mindestmenge an Energie in Form von Kalorien, die täglich benötigt wird, um die lebenswichtigen Funktionen beizubehalten.

Leistungsumsatz: Individueller Kalorienbedarf, der sich aus dem Grundumsatz und den zusätzlichen Kalorien durch Aktivität errechnet.

Fette: Eine der drei Kategorien der Makronährstoffe, be-sonders kalorienreich, beispielsweise in Ölen und Avocados enthalten.

Proteine: Eine der drei Kategorien der Makronährstoffe, auch Eiweiß genannt, beispielsweise in Fleisch und Hülsen-früchten enthalten.

Kohlenhydrate: Eine der drei Kategorien der Makronähr-stoffe, sehr leicht zu verwertende Energie, beispielsweise in Mehl und Zucker enthalten.

Geschmacksträger: Lebensmittelkomponente, die besonders viele Geschmacksstoffe speichern kann und das Essen dadurch besonders schmackhaft macht.

Over Dieting: zu strenge Diät mit zu wenig Kalorien, die man auf Dauer nicht durchhält, abbricht oder danach den Jo-Jo-Effekt zu spüren bekommt.

Essstörung: Gestörtes, vor allem durch Restriktionen und Verbote sowie unregelmäßige Mengen und Schuldgefühle geprägtes Verhältnis zum Essen.

Impuls: Anregung, ein Schubser in eine bestimmte Richtung

Wir danken Ihnen für Ihr Interesse und Ihr Vertrauen. Als Dankeschön dafür, haben wir eine besondere Überraschung. Sie haben die Nase voll von sogenannten Wahrheiten rund um das Abnehmen? Sie möchten sich nicht länger einen Bären aufbinden lassen? Dann werden Sie von unserer Liste mit **„Abnehmmythen"** begeistert sein. Das Beste daran: Sie erhalten diese vollkommen kostenlos. Das klingt wunderbar? Dann warten Sie nicht lange und holen Sie sich Ihr Gratis-Geschenk.

Hier geht es zu Ihrem Gratis-Geschenk:

https://forms.gle/bZTVMNb3jLcS362t7

1. **Öffnen Sie die Kamera-App auf Ihrem Smartphone und richten Sie die Kamera auf den QR-Code.**
2. **Klicken Sie auf den Link, der Ihnen angezeigt wird und schon werden Sie zur Website weitergeleitet.**

Impressum

Herausgeber: Malik & Mähleke GmbH / Ericusspitze 4 / 20457 Hamburg
Kontakt: kontakt@empireofbooks.de
Website: https://empireofbooks.de
Coverbild: Shutterstock

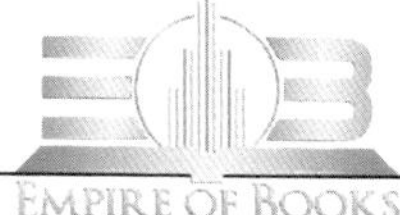

Haftungsausschluss:
Die Nutzung dieses Buches und die Umsetzung der enthaltenen Informationen, Anleitungen und Strategien erfolgt auf eigenes Risiko. Der Autor kann für etwaige Schäden jeglicher Art aus keinem Rechtsgrund eine Haftung übernehmen. Haftungsansprüche gegen den Autor für Schäden materieller oder ideeller Art, die durch die Nutzung oder Nichtnutzung der Informationen bzw. durch die Nutzung fehlerhafter und/oder unvollständiger Informationen verursacht wurden, sind grundsätzlich ausgeschlossen. Rechts- und Schadenersatzansprüche sind daher ausgeschlossen. Dieses Werk wurde sorgfältig erarbeitet und niedergeschrieben. Der Autor übernimmt jedoch keinerlei Gewähr für die Aktualität, Vollständigkeit und Qualität der Informationen. Druckfehler und Falschinformationen können nicht vollständig ausgeschlossen werden. Es kann keine juristische Verantwortung sowie Haftung in irgendeiner Form für fehlerhafte Angaben vom Autor übernommen werden. Die bereitgestellten Analysen, Vorschläge, Ideen, Meinungen, Kommentare und Texte sind ausschließlich zur Information bestimmt und können ein individuelles Beratungsgespräch nicht ersetzen. Alle Informationen dieses Buches entsprechen dem Kenntnisstand zum Zeitpunkt des Verfassens dieses Buches. Eine Haftung für mittelbare und unmittelbare Folgen aus den Informationen dieses Buches ist somit ausgeschlossen.
Informieren Sie sich weitläufig aus unterschiedlichen Quellen und bedenken Sie, dass am Ende nur Sie für die Entscheidungen verantwortlich sind.

Haftung für externe Links:
Unser Angebot enthält Links zu externen Websites Dritter, auf deren Inhalte wir keinen Einfluss haben. Deshalb können wir für diese fremden Inhalte auch keine Gewähr übernehmen. Für die Inhalte der verlinkten Seiten ist stets der jeweilige Anbieter oder Betreiber der Seiten verantwortlich. Die verlinkten Seiten wurden zum Zeitpunkt der Verlinkung auf mögliche Rechtsverstöße überprüft. Rechtswidrige Inhalte waren zum Zeit-punkt der Verlinkung nicht erkennbar.